Beautiful Life

Beautiful Life

纖腰達人‧專業瑜伽名師

蔡佩茹
Ru Ru —— 著

360^度

扭轉迴旋 瘦身法

5分鐘精雕 顯瘦S曲線

最簡單的瘦身美體書，
卻能雕塑最難瘦的脂肪部位！

隨書附贈
50分鐘
精雕DVD

目錄 Contents

PART1　扭轉迴旋，運動身體少動部位、打造S曲線！

什麼是 360 度扭轉迴旋？／這些動作，如何緊實、雕塑身體曲線？／掌握 3 大關鍵，輕易上手

PART2　每天5分鐘，瘦出美背、纖臂、細腰及翹臀

頸臂　Motion 1 纖臂按讚美人式

功效　放鬆頸部周圍肌肉、緊實手臂肌肉等。

046　01 頸部活動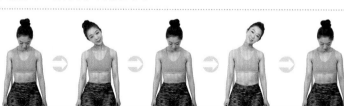

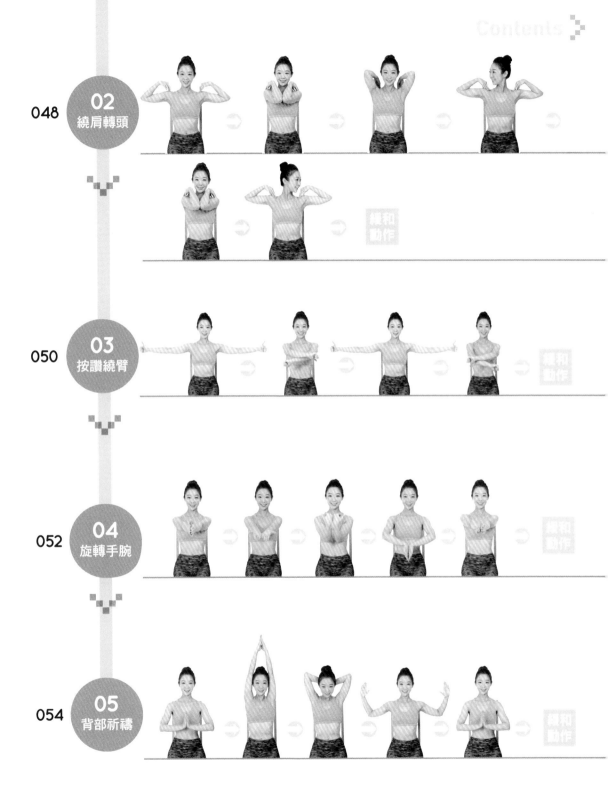

Motion 2 擺脫蝴蝶袖鬆肩式

功效 擺脫蝴蝶袖、舒緩肩頸僵硬等。

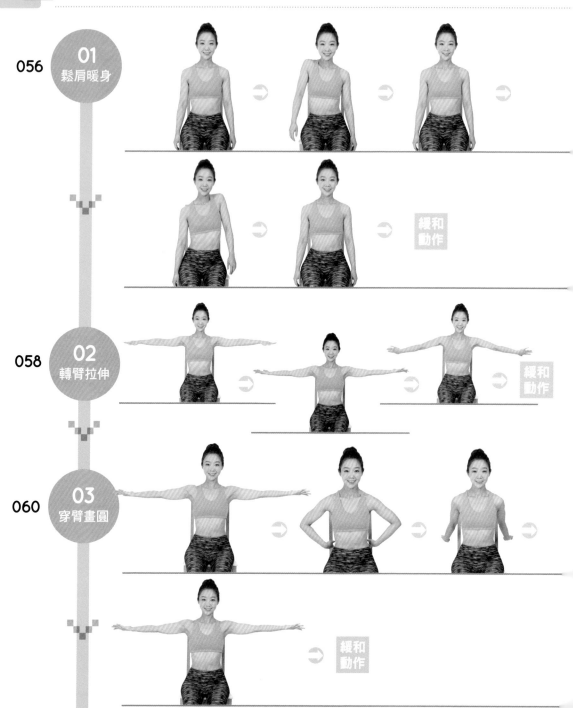

056　**01** 鬆肩暖身

058　**02** 轉臂拉伸

060　**03** 穿臂畫圓

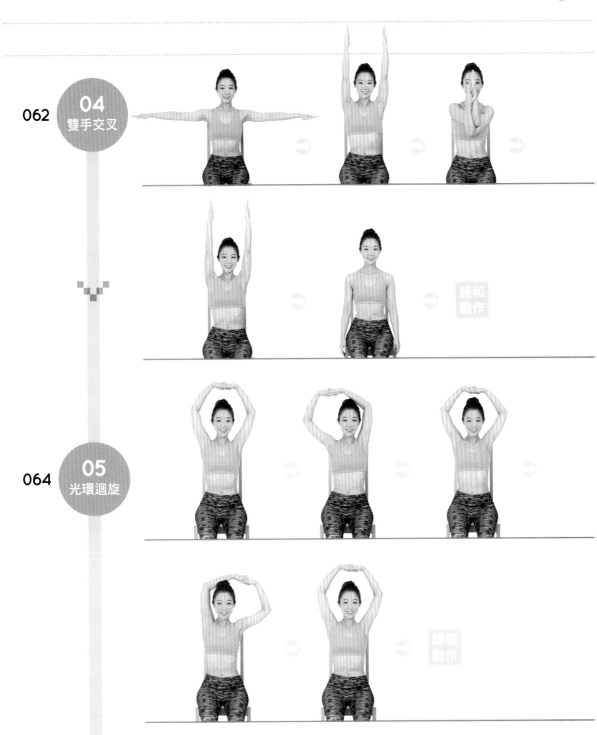

Motion **3** 纖腰美背脊椎活動

功效 纖腰、美背、舒緩背肌等。

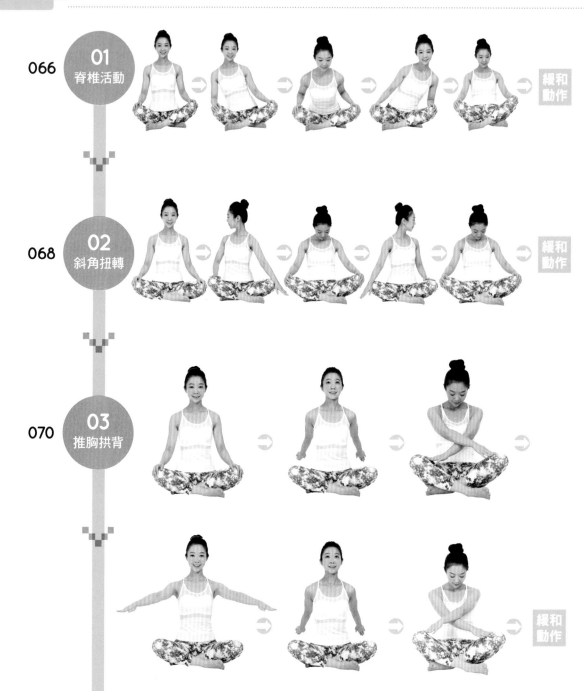

066 **01** 脊椎活動 　　　　　　　　　　　　　　　緩和動作

068 **02** 斜角扭轉 　　　　　　　　　　　　　　　緩和動作

070 **03** 推胸拱背 　　　　　　　　　　　　　　　緩和動作

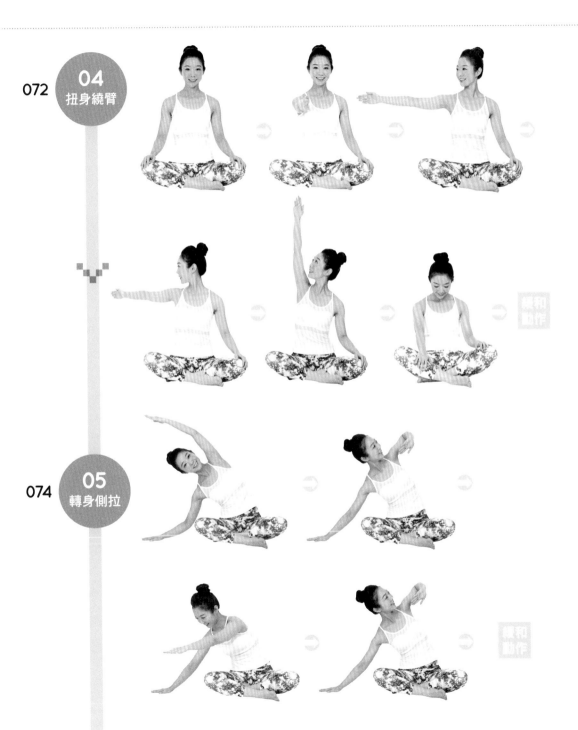

Motion 4 翹臀平腹美人體態

功效 纖腰、平腹、翹臀、提升代謝力等。

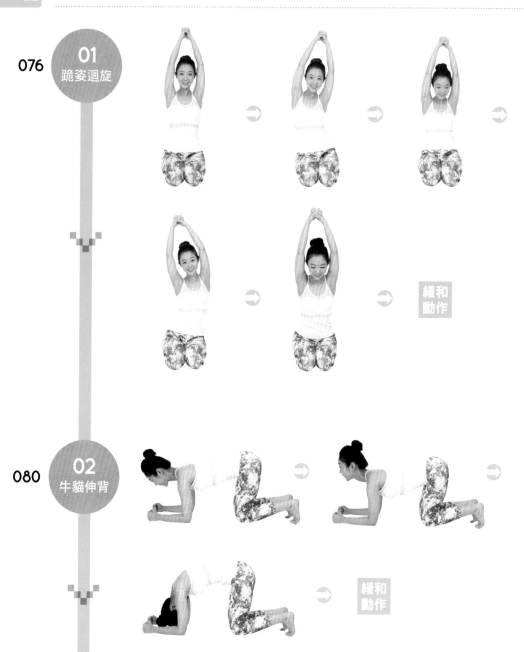

076

01
跪姿迴旋

緩和動作

080

02
牛貓伸背

緩和動作

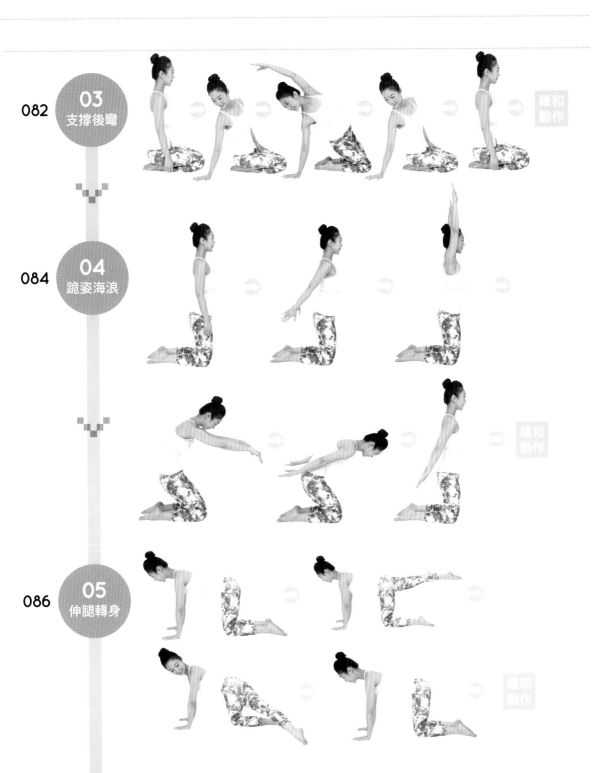

腰腿　Motion5　**塑腿消腫骨盆活動**

功效　雕塑腿部曲線、強化腿肌、改善腿部水腫等。

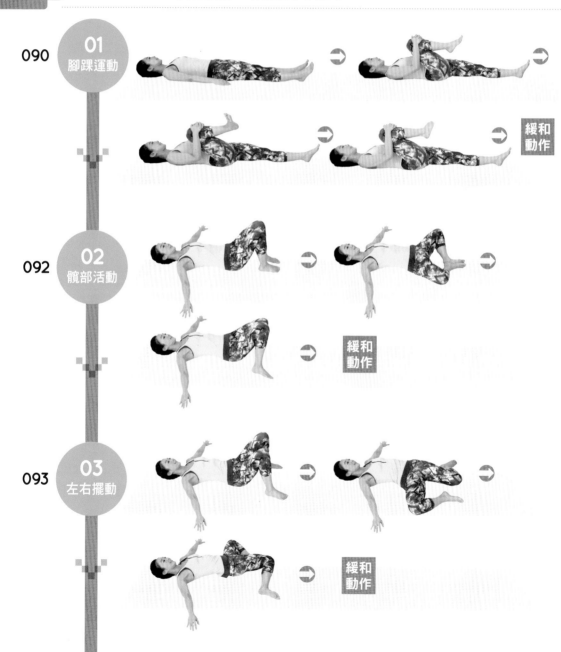

090　**01** 腳踝運動

092　**02** 髖部活動

093　**03** 左右擺動

Contents

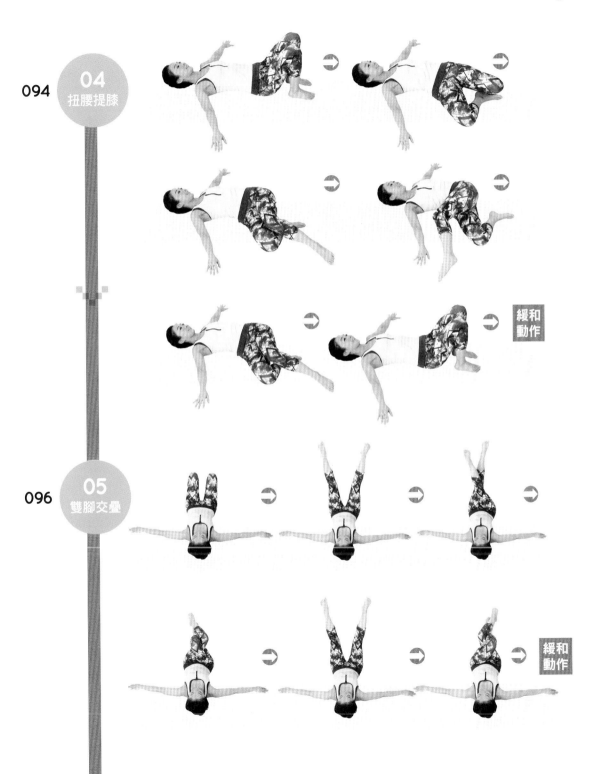

Motion 6 緊實臀腿線條畫圓式

功效 雕塑腿部曲線、按摩大腿前側肌肉、改善下半身血液循環等。

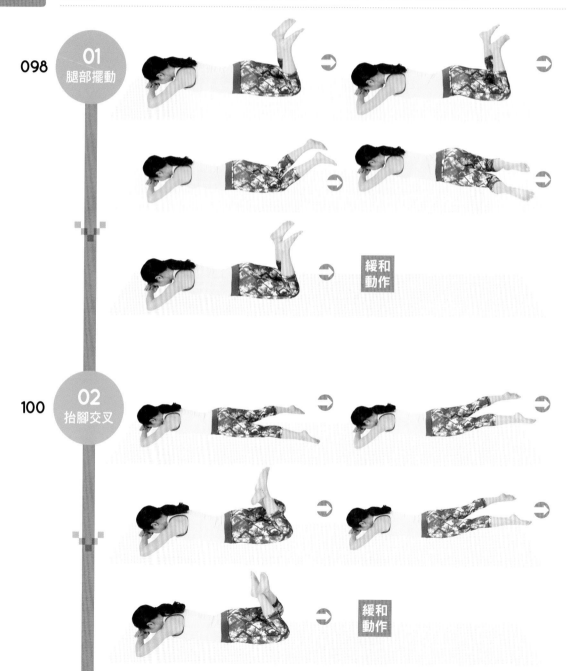

098

01 腿部擺動

緩和動作

100

02 抬腳交叉

緩和動作

Contents

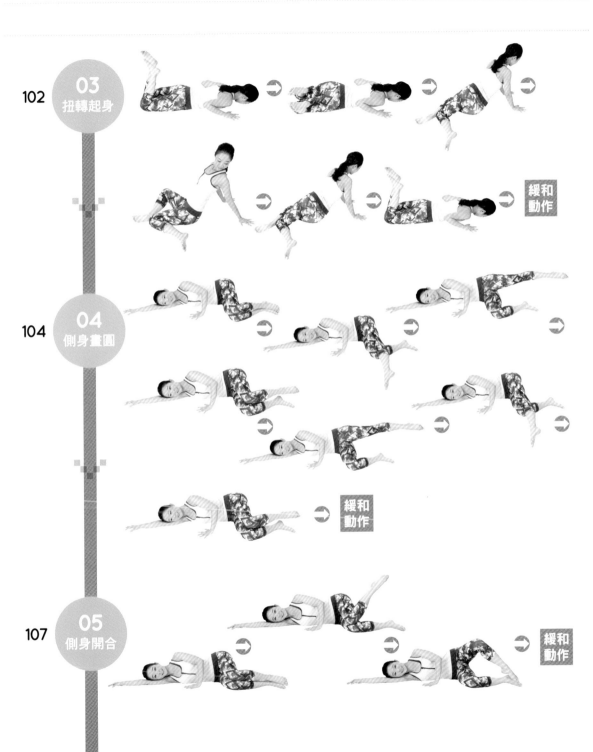

緩和動作

緩和動作

緩和動作

Motion 7 收腹提腿美臀式

功效 緊實臀部、修飾腿部線條、減少腹部贅肉、加強腹腰臀腿力量等。

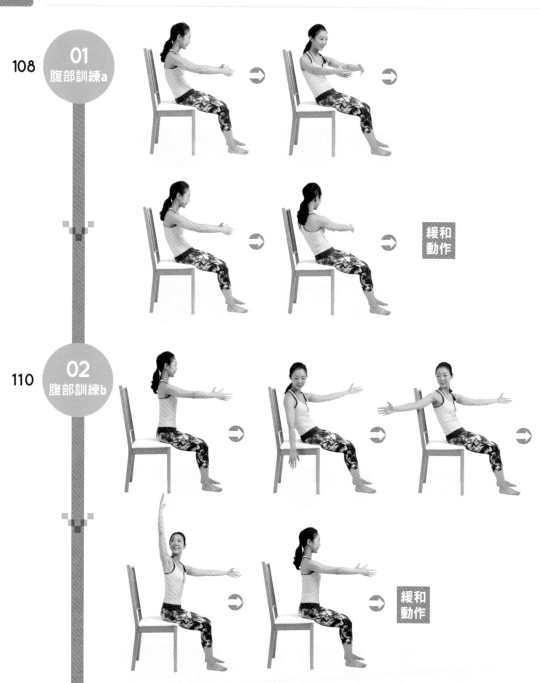

108　**01** 腹部訓練a

110　**02** 腹部訓練b

緩和動作

緩和動作

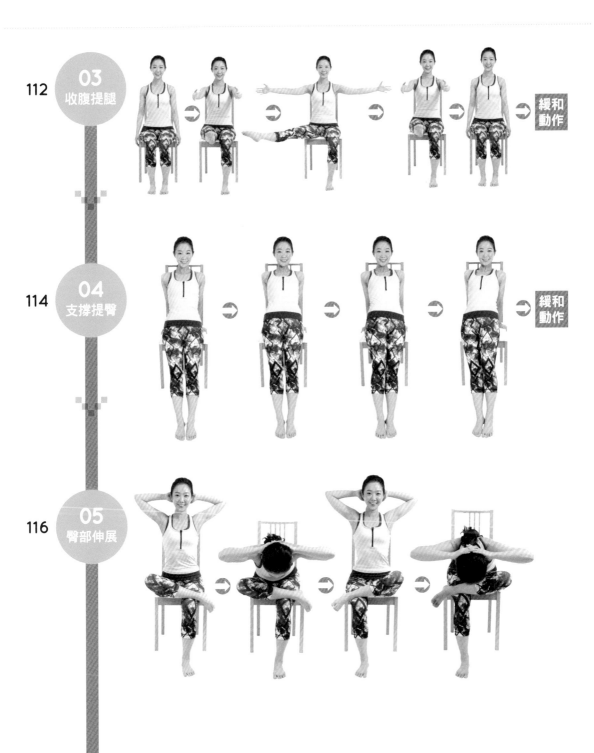

Motion8 **緊實曲線延展變化式**

功效 全身緊實效果、加強血液循環、舒緩緊繃肌肉等。

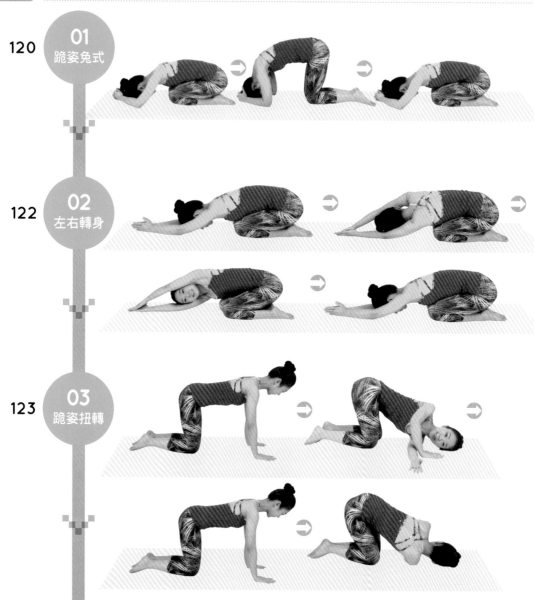

120 **01** 跪姿兔式

122 **02** 左右轉身

123 **03** 跪姿扭轉

Contents >

Motion 9 活化全身循環平衡式

功效 全身緊實效果、增加腿部力量、刺激淋巴循環、改善腿部水腫等。

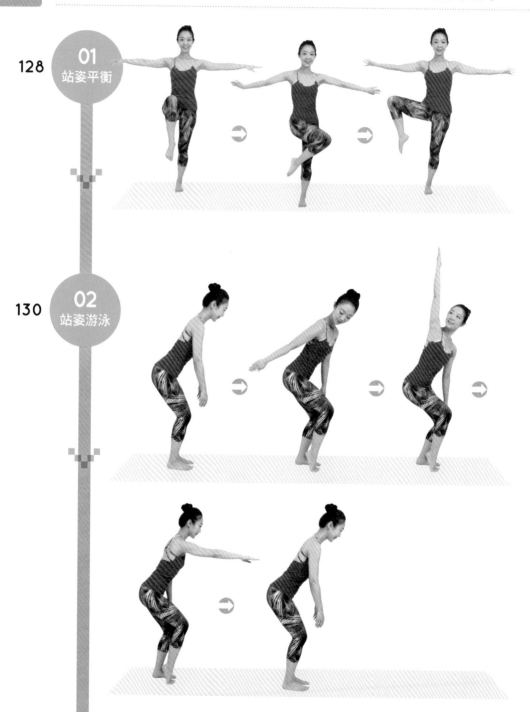

128

01 站姿平衡

130

02 站姿游泳

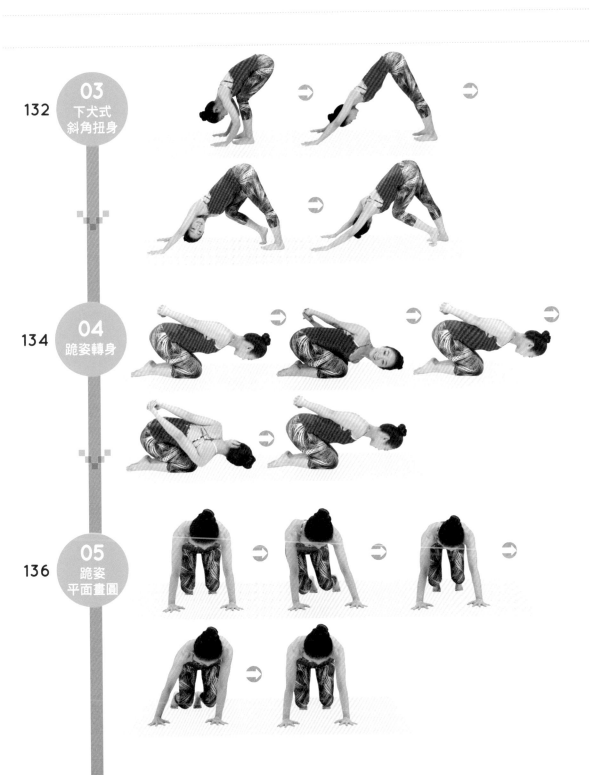

【推薦序】

想瘦一輩子，跟著RuRu老師一起動！

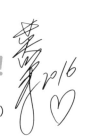

文／「鬼鬼」吳映潔（知名藝人）

　　我建立運動習慣的時間其實不算晚，十八、九歲時因為工作轉換，腦海中常有負面想法。於是，我開始接觸瑜伽、跟著 RuRu 老師一起學習。從完全不會瑜伽、運動的外行人，到現在開始進階學習空中瑜伽。

　　每次運動完我都覺得「心靈很乾淨」，思緒轉正面、心情也變得比較好。最重要的是——身體獲得「鬆口氣」的機會，還因此變得健康、苗條。所以，千萬不要說：「抽不出時間運動」。**想要養成運動習慣，最重要的是「開始」。**

　　運動絕對沒有大家想像中的痛苦，我原本也沒有什麼運動經驗，但現在每次運動時，我都覺得是一個「挑戰」，想著自己下一次是不是能做到位。不管做什麼運動，只要一動完就覺得身心享受到運動的絕妙好處。

　　對我來說，**運動是人生的必需品，它就跟「喝水」一樣重要。**這次RuRu 老師的新書《360 度扭轉迴旋瘦身法，5 分鐘精雕顯瘦 S 曲線》，就要教你如何利用「每天五分鐘」打開運動的開關。

　　書中還有示範 DVD，如果你不方便上課或每天只有零碎時間，只要翻開書、放入 DVD，就能走入 RuRu 老師的精雕課程。一天動一點、累積身心大收穫！想要瘦身，千萬不要節食。**不吃東西的瘦，只是一時；有運動的瘦，才能維持一輩子。**瘦要瘦的有線條又健康哦！

　　最後，藉由推薦此書的機會，我想要謝謝RuRu老師，感謝她除了開啟我運動的契機，同時陪伴我走過人生的低潮，如同我的好姐姐一樣，不厭其煩地聆聽我許多煩惱。也希望大家都能支持這本書，獲得美麗又健康的身心！

【推薦序】

甩開體重計！視覺顯瘦、曲線才漂亮

文／Kiki 謝琦琦（超人氣模特兒）

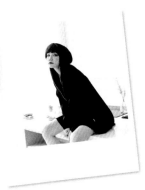

　　從前，我完全沒有運動習慣，或許因為懶惰或是找不到適合自己的運動。但從一年多前開始，我接觸了RuRu 老師的空中瑜伽課，可以說是養成運動習慣的開端。剛開始對瑜伽一竅不通，原本還擔心直接挑戰空中瑜伽會不會太高階，但老師細心的解說，讓我這個初學者慢慢對瑜伽及運動培養出興趣。

　　同時了解到自己平時常感到脖子或肩胛骨痠痛，是因為長期低頭使用手機，以及因為穿高跟鞋久站或翹腳，讓骨盆脊椎都歪斜了！

　　原來，只要掌握正確的「扭轉迴旋」運動方法，就能伸展到平時過於緊繃的部位，讓血液循環變好、提高基礎代謝率，擺脫平時難瘦的大腿、臀、腰等問題，身形更加緊實。所以，在我持續跟著老師運動一陣子後，就有許多朋友說我變瘦了！但很神奇的是，**其實我的體重都沒變，只是因為體內循環、代謝變好了，水腫的問題也漸漸獲得改善。**

　　這次 RuRu 老師的新書中，還附有老師親自示範全書動作影片，讓大家不用每天出門上課，自己在家也能跟著老師練習，把姿勢做到最標準。

　　從現在開始！每天至少給自己五分鐘，和 RuRu 老師一起 Step by Step ！舒緩身體每個緊繃肌肉，除了讓體態更好看，也可以讓自己在忙碌的一天當中沉靜下來，好好的深呼吸、放空腦袋，提升睡眠品質。**不只隔天早晨心情會更好、更正面，還能獲得「顯瘦 S 曲線」的超高成就感喔！**

【自序】

還停留在直線、平面式的伸展運動？
當然瘦不了！

　　瘦身課題一直是許多人所努力追求的。教學這麼多年，總是有學員、朋友們，想藉由運動改善自己的體態。雖然大家都知道「少吃多動」是不二法則，但還是有許多人覺得效果不夠顯著。

　　這幾年雖然健康意識抬頭、健身的概念愈來愈風行，因而流行各式各樣的運動項目以及各種輔助器材，但大多以單一動作訓練。例如，很多學員想瘦肚子，就拚命練習仰臥起坐等；想擁有纖細雙腿，就努力地伸展；想要有結實的翹臀，就不斷地深蹲、抬腿等。

　　其實想要體態優美、身材看起來緊實纖瘦，**需要的絕不是片斷或單一動作就能達成，而是「全面性、3D立體」的練習**。因此，才會造成很多人不斷有相同困擾：「為何運動那麼久，都還是瘦不下來？」原因不外乎運動時間、運動強度、飲食習慣、日常作息、情緒狀態等。

　　不過，也有許多人只習慣一種運動項目、只練習身體的某個部位，或者是總維持在一個強度……初期可能有明顯的變瘦，但一段時間過後就會停滯不前。所以，運動強度、動作的變化性、鍛鍊不同的部位等，都是減重時需要考慮到的。

　　最重要的是，我們很常忘了**人體是3D的，想瘦身卻總是以直線、平面、單點式的方法運動，自然無法調節姿勢、毫無效果**。無效的瘦身方法，當然無法改善難瘦的部位，甚至愈來愈胖、錯誤的姿勢一直錯下去。

　　多數人運動都僅強調單一的側彎、前彎、後彎等，而無法運動到身體

的所有部位。**書中「扭轉迴旋」的動作，以身體小範圍活動為主，進而擴展到身體的全方位角度，同時喚醒平時較少運動到的肌肉群！**不管室內、室外、站著或坐著，都能隨時隨地扭轉早已習慣直線活動的身體。

即使你平常沒有運動習慣、不懂瑜伽或運動完老覺得身體痠痛，這套方法可以讓你用最省力的方式進行扭轉迴旋。進而挑戰你的「難瘦部位」，活化身體神經系統、血液循環變好、代謝功能自然提升，矯正脊椎歪斜，達到塑身美體美姿的強大效果！

但不管使用哪種減肥方法讓體重下降、體脂減少，大部分都會讓身體肌肉量跟著降低，這時基礎代謝率（BMR，身體在安靜狀態下，所消耗的最低熱量）因肌肉量減少也隨之下降。

所以，減重一定要同時考量飲食，除了三餐正常飲食，避免油炸、高油脂、過甜及加工過的食物以外，選擇有強度或負重的運動（支撐身體重量的動作，或是額外加上一些輔助器材的重量），都能提高身體肌肉量，也有助脂肪燃燒。當然，在運動中的每一個動作，都需要做正確、做到位，才能安全又健康的減重。

另外持續運動還是能保持勻稱體態，最重要的是先以健康為前提，有了健康的身體，才有本錢讓自己漂亮。所以應該好好享受運動的過程、保持愉快的心情，讓運動融入生活裡。

只要 5 分鐘改善身體緊繃，同時帶來「美好副作用」！

經過這幾年授課，我發現很多學員在練習一項運動時，都能將單一動作或大面積的肌肉群控制得很好；但常常有學員覺得運動這麼久了，還是會腰痠背痛；或是運動結束一、兩天後，依然感到身體緊繃等現象。

直到後來，我在課堂上開始加入更多扭轉動作，再把扭轉動作慢慢串連成簡單的組合。一開始會先從暖身加進一些手指、手腕、手臂、肩膀等部位的扭轉迴旋動作，再慢慢進入脊椎、骨盆、雙腿等其他部位。沒想到，**很多學員開始感覺身體舒緩很多、腰痠背痛更是改善了不少。最棒的是，以前難瘦部分都開始運動到了，體態更為勻稱、精神變得更好！**

我甚至建議學員利用上班或看電視的空檔五分鐘，坐在椅子上、墊子上簡單練習一套動作，都能舒緩一整天的緊繃、身心壓力獲得抒解，當然想要減重塑身的目標就更能達成了。

360度扭轉迴旋瘦身法是以五個動作串連為一大式，整套動作時間約五至八分鐘。**雖然動作看起來簡單，但實際操作會練到平時少用或沒用到肌肉群，所以運動起來更有感覺！**動作與動作之間，可視個人狀況調整呼吸、再連接下一個動作；強度上可以依自己體能程度增減練習次數，達到最有效率的運動。

你可以跟著書中九大式的動作一一實踐，也可以直接挑選自己想瘦的部位加強練習，最重要的是──每天至少抽出五分鐘的時間練習。你會發現扭轉迴旋的動作做起來優雅而舒服，不僅簡易上手、又瘦得超有成就感哦！

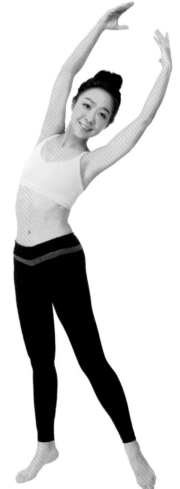

360度扭轉迴旋瘦身法，燃脂使用說明

♥強調右左平衡的運動方式，身形更對稱♥

書中的動作設計，皆是以「右左平衡」或「360 度扭轉迴旋」的方式進行，可有效地鍛鍊兩側肌肉，不僅讓身形纖瘦，體態看起來對稱又漂亮。

大部分的人，在生活中都會使用習慣的單側手、臂或腿肌，身形容易看起來不勻稱，甚至肌肉看起來一邊大一邊小。而錯誤的運動方式，除了造成身體左右肌肉的不對稱外，更可能造成傷害。書中的運動方法，透過右左平衡的練習，可強化運動能力、預防傷害，消除現代人常見的痠痛及歪斜的姿勢。

♥1 天至少 5 分鐘，零負擔、量身打造自己專屬燃脂課♥

全書動作分為九大式，針對所有難瘦部位進行設計——上半身（纖臂、美肩）、身體中段（細腰、美背、翹臀）、下半身（塑腿、緊實臀腿），以及全身加強式促進代謝功能、緊實曲線。

每一大式的設計，再分為五組動作，每組動作之間會以「緩和動作」連接。流暢完成時間約需五至八分鐘，做完即會感覺身體發熱。

第一週可以每天只花五分鐘、做一式動作，就能感受到效果。之後若想要加強鍛鍊，可根據自己的瘦身需求、利用漸進式加法，一式＋一式、一式＋二式……慢慢地強化分量，讓效果更顯著。

♥運動不躁進，緩慢而到位最有效♥

每一式的動作設計，都是以連續、不停頓的方式進行。動作簡單易上手，不需任何運動背景或瑜伽經驗。練習過程中，你會覺得動作優雅又有成就感，不會因為過於困難而提早放棄。

最重要的減脂關鍵就是──緩慢而到位。練習時，千萬不要因為熟練動作後而馬虎躁進，進行時配合呼吸、不快不慢，才能強化肌耐力。

♥ RuRu 老師的運動小提醒，強效又安全♥

☺ 練習的穿著服裝，請盡量選擇舒適有彈性的衣服。

☺ 練習過程中，請留意挺直身體，避免駝背。

☺ 練習時，盡量配合書中及 DVD 建議的呼吸方式進行、避免憋氣。一開始若不熟悉，可採自然呼吸、慢慢習慣。

☺ 動作中，速度保持平穩、不求快，避免忽慢忽快。

☺ 練習時，次數可依當下練習狀況做適當調整。若想要加強鍛鍊，可增加訓練次數。

☺ 過程中，若有任何不適請停止練習，或進一步就醫檢查不適部位。

☺ 躺在瑜伽墊上時（如：Motion5 塑腿消腫骨盆活動），可在腰部下方墊一條厚毛巾，避免尾骨、腰部因動作產生不適。

☺ 動作中若有跪姿或手掌支撐等姿勢（如：Motion4 翹臀平腹美人體態、Motion8 緊實曲線延展變化式、Motion9 活化全身循環平衡式），過程中如有不適，建議墊上厚毛巾減少不適感。

☺ 練習需坐在椅子上的動作時（如：Motion1 纖臂按讚美人式、Motion2 擺脫蝴蝶袖鬆肩式、Motion7 收腹提腿美臀式），請先確認椅子穩定堅固。或在椅腳下方鋪上瑜伽墊，確保不會滑動。

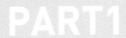

PART1

扭轉迴旋，運動
身體少動部位、打造S曲線！

360 度扭轉迴旋瘦身法，以脊椎為中心、進行 360 度多
角度迴旋運動、扭轉身體各個部位。
讓你不再只是使用身體常用肌肉，利用右左平衡的肌肉
訓練方式，加強身體平衡及協調能力，加強血液循環、
提高基礎代謝力。

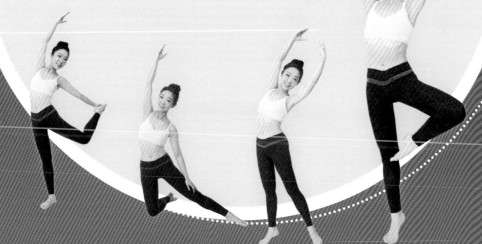

扭轉迴旋，
改善現代人**難瘦部位**！

部位   ……全身部位精雕

頸部　肩膀　手臂　胸口　髖部　腿部　脊椎

功效 刺激淋巴系統、改善水腫問題、增加關節活動度、喚醒平時少用的肌肉、改善血液循環、提高基礎代謝力等健康及瘦身功效。

現代人生活忙碌，呼吸容易變得短促，習慣性的錯誤姿勢造成肌肉緊繃；或是隨著年齡增長，肌肉量開始減少、關節退化等問題愈來愈多。而「360度扭轉迴旋」是把動作串連在一起，動作與動作之間沒有停頓；整個動作設計**讓身體可以往每個方向活動，不再只是單一動作的停留練習**。

這套360度扭轉迴旋瘦身法，每天只要實踐五分鐘就能活動到身體各個部位，有效刺激淋巴系統，進而改善水腫等問題，讓氣脈更暢通，有助釋放心理壓力。

同時能增加關節的活動度，喚醒平時少用的肌肉，讓身體更為輕盈放鬆喔！

利用360度迴旋動作，喚醒少用肌肉。

什麼是 360 度扭轉迴旋？

　　首先，我先定義什麼為「360 度扭轉迴旋」。在一般的瑜伽體位法中，我們會單一練習包含前彎、後彎、側彎、扭轉、平衡支撐等動作，而 360 度扭轉迴旋除了集結以上這些元素以外，整套動作會從坐姿、跪姿、站姿，去感受身體在不同高度與支撐地面面積大小不同時，所使用到的核心力量。並且動作設計強調「扭轉身體各個部位」；以脊椎為中心、進行「360 度多角度迴旋」運動。

　　透過動作編排順序連貫而不中斷的律動方式，讓脊椎有更多的活動範圍及方向，同時配合長而深的呼吸方式，鬆開僵硬緊繃的肌肉，讓糾結的筋膜釋放開來。

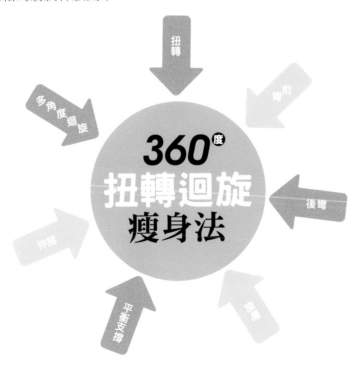

在練習 360 度扭轉迴旋時，會感覺身體發熱、有點喘或是微微出汗（但還是以當下練習舒適的感覺為主）。拉伸身體時，許多部位會有痠痛感，這些感受都是正常的。

在動態練習下，可刺激到神經系統、增加肌肉的收縮與伸展的能力，一拉伸、一放鬆就能活化肌肉，加強身體的平衡及協調能力，還能增加心肺功能，**讓血液循環更好，進而提高身體溫度，基礎代謝力也會增加**。所以，360 度扭轉迴旋能讓身體更健康、讓體態更優美。

此外，現代人長期久坐，如果姿勢又不正確，就容易彎腰駝背，這時背部肌肉長時間處於拉伸狀態，就會產生肩膀緊繃、頭部前傾的狀態。

腹部一旦處於緊縮，很容易產生消化系統不良，便祕、脹氣等問題。時間久了，背部、手臂無力，贅肉產生，小腹、臀部愈來愈大，除了身材走樣、也會變得愈來愈難瘦。

這些動作，如何緊實、雕塑身體曲線？

360 度扭轉迴旋，除了平常運動時運用到的前彎、後彎、側彎、平衡支撐等動作外，最重要的是扭轉迴旋。利用扭轉迴旋的動作，有以下四大好處：

- ☺ 調正脊椎，體態一好、身材自然好。
- ☺ 運動平常動不到的位置，擺脫難瘦部位。
- ☺ 平衡自律神經、血液循環變好、消水腫，自然提升代謝功能。

☺ 任何年齡層皆適用，不管在室內、室外、站著或坐著，只要準備好瑜伽墊或一張椅子，隨時隨地扭轉。

許多人都有身體歪斜的隱藏困擾，連帶造成身體痠痛、下腹凸出、荷爾蒙混亂，連帶影響代謝功能，引發容易發胖等問題。因此，我不斷和學員強調：「**脊椎及骨盆正了，人就正了。**」

書中的扭轉迴旋動作，完全離不開身體的中心——脊椎，因此能幫助活化脊椎周圍肌肉以及舒展僵硬的脊椎，並且釋放脊椎間的空間，回到正常的位置。一旦矯正歪斜的脊椎與骨盆，體態自然平衡，最明顯是瘦不下來的小腹，都能變得平坦。

就算只是瘦個幾公斤，人看起來都會變得端正、挺直，身形自然超顯瘦。

藉由扭轉迴旋增加關節活動度，讓活動範圍加大，有助平時沒活動到的部位舒展開來。此外，可平衡自律神經、促進血液循環，自然提升代謝功能。

自律神經分為交感神經、副交感神經。前者會使身體產生呼吸急促、心跳加快、

不需額外道具，一張椅子或瑜伽墊，就能立刻實踐。

血壓上升、流汗等現象；後者會使血壓下降平緩、心跳變慢、腸胃蠕動加快等。

兩者之間須保持平衡狀態，白天以交感神經為主，身體機能通常較為活躍，可為白天的活動作準備；晚上則啟動副交感神經，包括呼吸、心跳皆為趨緩；體溫、血壓下降，準備進入睡眠休息的狀態。

透過運動、正確呼吸，可讓自律神經維持良好運作，自然達到平衡自律神經系統。

許多學員都曾和我透露**有水腫的困擾，問題主因是身體的肌肉力量不夠**，影響靜脈回流。而肥胖、懷孕或長時間維持同一個姿勢，容易使靜脈血液無法順利回到心臟，進而產生水腫、周邊血管病變等。藉由扭轉迴旋，強調運動四肢，同時讓肢體末端抬高活動，減少水腫現象。

再者，練習時身體也會慢慢熱起來，同時提高身體溫度，讓血液循環更好。身體肌肉量愈多，愈能燃燒更多熱量，加速新陳代謝。

每天5分鐘扭轉，提升肌肉量、消除水腫。

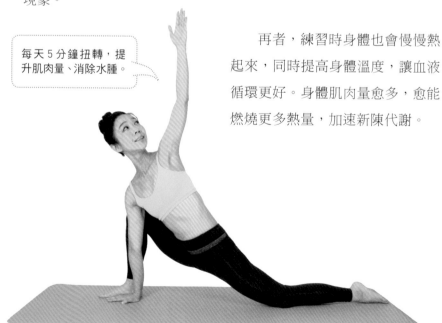

掌握 3 大關鍵，輕易上手

　　書中扭轉迴旋的動作，會把身體分為上、中、下半身以及全身，各別進行調整改善。讀者們可先針對自己想要調整的部位，像是美背、纖臂、細腰、翹臀或美腿，每天花費五分鐘練習書中的動作。

　　再依每個人練習及體力的狀況，慢慢地組合加強，例如上半身的扭轉迴旋、再加下半身的扭轉迴旋。若當天的狀態較佳，就可以選擇「全身加強式」，結合上、中、下、脊椎的扭轉，達到緊實體態。

　　在跟著書中的動作進行扭轉迴旋時，我建議大家可以遵循以下三大建議，放鬆身心地去享受：

　☺ 視線引導動作，提升全身協調性。

　☺ 呼吸跟動作配合，更能享受身的活動、心的愉悅。

　☺ 善用核心肌群的力量（核心肌群：橫膈以下、盆腔以上，如腹部、背部、腰部），創造身體更多的空間。

　　確實執行後，你會發現除了體態端正、瘦身緊實等看得見的好處外，連帶地免疫力變好、代謝力提升、改善荷爾蒙分泌等看不見的回饋，最重要的是你會對自己更有自信，更能和自己的身體對話。

扭轉脊椎一回正
腰、肚、臀腿一定瘦！

在設計 360 度扭轉迴旋的動作時，我之所以會由「脊椎」作為出發點，最主要的原因在於脊椎、骨盆歪斜是造成肥胖及疾病的隱性原因。脊椎側彎及骨盆歪斜，多半是由生活中無意識的錯誤姿勢造成，例如：翹二郎腿、駝背走路、習慣性側坐等引起，所以會有小腹突出、腰痠背痛、頸椎前推、彎腰駝背、左右腳粗細不同等現象。

事實上，現代人或多或少都有脊椎及骨盆變形的問題，最危險的是，**許多人根本沒有發現自己脊椎及骨盆早已歪斜，所以怎麼少吃多動都瘦不下來。**還可能壓迫到內臟，腸胃功能降低（像是便祕、胃脹），荷爾蒙分泌紊亂等問題產生。因此，千萬別以為自己沒有脊椎側彎或骨盆不正的問題，就不需要保養脊椎及骨盆。

不過，有個觀念很重要，讀者們應該先了解：運動無法讓骨頭回到正位，運動的主要目的，是為了平衡身體上下、左右、前後的肌肉，在脊椎、骨盆有歪斜的狀態時，進而達到周圍肌肉平衡。

如果因外力撞擊或先天疾病所造成的脊椎或骨盆歪斜，就應該先尋求醫生診斷，再進行運動。

> 許多人站立時，總習慣將重心放在一隻腳上。

首先，我們可以透過勾選以下的生活習慣，來觀察自己是不是不知不覺間讓身體愈來愈歪斜：

□ 總是利用同一側的肩膀或手拿包包。

□ 站立時，重心都放在一隻腳上。

□ 經常覺得腰痠背痛。

□ 坐在椅子上時，會不自主地把重心放在某一邊。

□ 習慣翹腳或盤腿，而且都翹同一隻腳。

□ 鞋子穿久後，總有一隻鞋底磨得特別嚴重或是磨到其他地方。

□ 習慣側躺著看電視。

如果勾選超過三個，就表示不知何時開始這些不良的生活習慣，已造成你的身體開始歪斜。我常推薦學生們，利用以下幾個簡單的方法，檢查自己身體到底「正不正」。

第一，先站在鏡子前，利用「三點掃描法」：

1 **肩膀高度**左右是否有落差？

2 雙手插腰，**骨盆高度**一邊高、一邊低（裙子腰圍處常歪掉）？

3 **膝蓋水平高度**不同，重心偏移（總是習慣重心放在一隻腳上）？

　　再來，直接貼牆站立，腳跟盡量貼牆（因每個人的體態差異，為免危險及受傷，若腳跟無法貼牆站立，可離牆面約 1 ～ 3 公分）。正常狀態下「三點」（後腦勺、上背部、屁股）會自然地緊貼於牆面，若需要刻意貼牆便需要留意。身體歪斜者，會出現以下狀況：

☺ **直脖子**：貼牆站立時，後腦勺無法自然地碰到牆壁，就表示你的頸部骨骼已呈現一直線（正常的頸部骨骼會呈現自然曲線），容易有肩背痠痛或眼睛疲勞的症狀。

　　特別容易發生在每天盯著手機至少一小時、久坐辦公超過五小時的人等。

☺ **骨盆前傾或後傾**：在肩胛骨和屁股碰到牆壁時，正常狀態下，後腰跟牆面之間會有一個手掌的空間。

　　如果超過一個手掌的空間，就表示骨盆太往前傾；若完全不費力，後腰就可以直接貼在牆面，就表示腰椎曲度過小、骨盆過度後傾。

　　除了利用書中的扭轉迴旋運動外，起床後或睡前可以利用以下三大簡易的「拉伸‧旋轉操」，放鬆僵硬的身體，或是作為運動前的簡易暖身。不僅可以矯正脊椎及骨盆的位置，活化內臟及腸道機能，同時收緊腰部及側身達到雕塑功能。

第一式 舒緩下背部

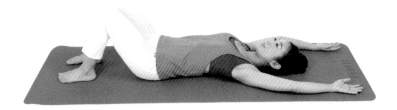

1 躺姿，雙手往頭頂方向伸直與肩膀同寬，雙腳彎曲踩地與臀部同寬預備。

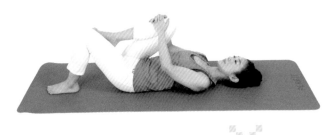

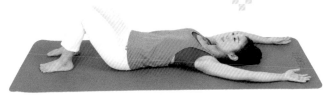

2 雙手抱住右膝蓋，停留3個呼吸，回復步驟❶預備姿勢。

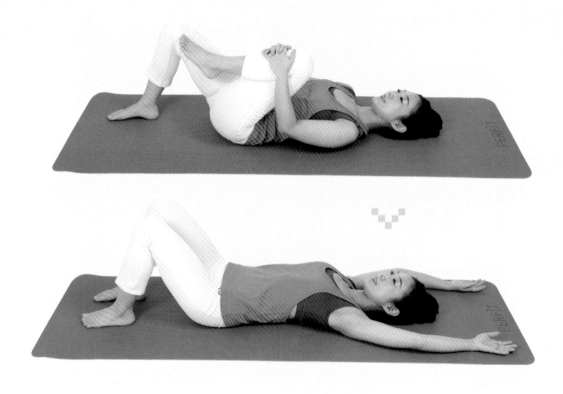

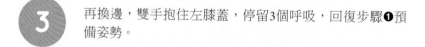

3 再換邊，雙手抱住左膝蓋，停留3個呼吸，回復步驟❶預備姿勢。

功效 這個動作可以放鬆腰、背、腿部肌肉群，減緩下背部疲勞及緊繃感。

第二式　側腰拉伸

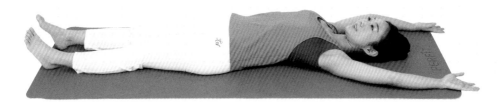

 躺姿，雙手往頭頂方向伸直與肩膀同寬，雙腳伸直
與臀部同寬預備。

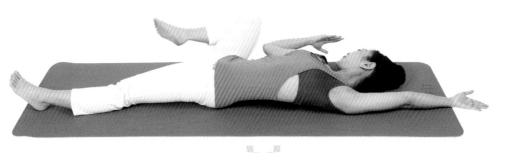

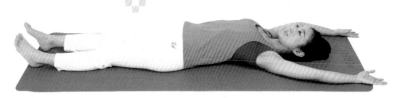

 右手肘彎曲靠往右腰方向，同時右膝蓋彎曲也往右
腰方向，盡量將右手肘與右膝蓋互碰，停留3個呼
吸，回復步驟❶預備姿勢。

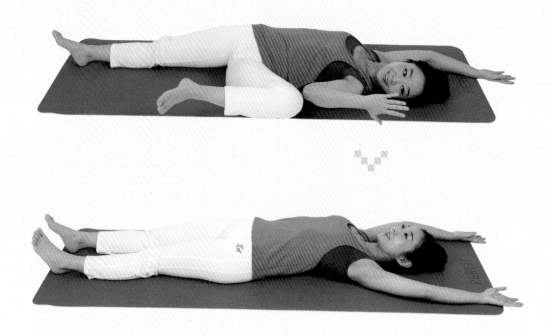

3 再換邊，左手肘彎曲靠往左腰方向，同時左膝蓋彎曲也往左腰方向，盡量將左手肘與左膝蓋互碰，停留3個呼吸，回復手腳伸直。

功效 平衡身體左右肌肉群、延展兩側腰部肌肉，加強四肢活動範圍。

第三式 橋式旋轉

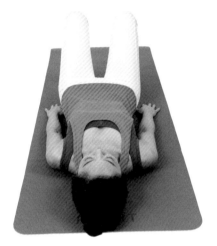

躺姿，雙手伸直放在身體兩側，雙
腳彎曲踩地與臀部同寬。

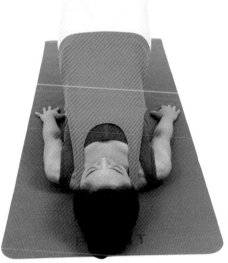

吸氣預備，吐氣將臀部、腰部、
背部慢慢抬起。

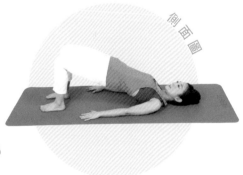
側面圖

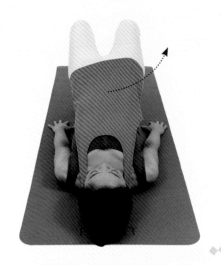

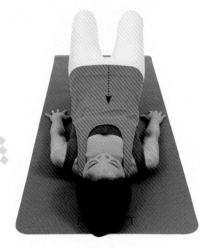

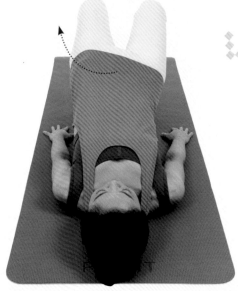

3

保持自然呼吸，臀部開始推向右側、往下、左側繞一圈，總共繞3圈後，直接換左邊不休息。

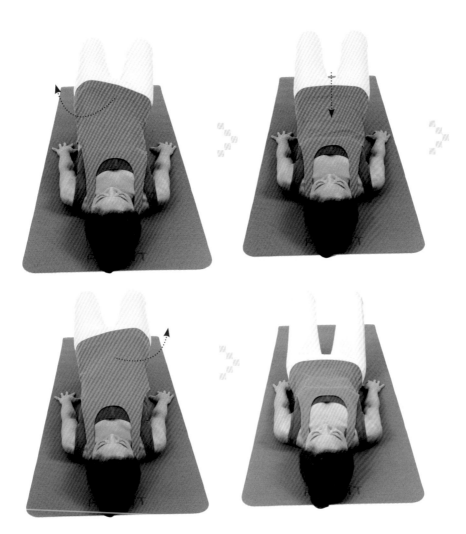

4 臀部直接從左側、往下、右側繞一圈，總共3圈。身體回到中間，再慢慢重回步驟❶預備姿勢。

功效 這個動作可以改善久坐帶來的副作用，增加髖部活動度、放鬆骨盆周圍肌群、強化雙腿力量，緊實臀部。

以上三大式的簡易動作，非常建議讀者們可以利用起床後或睡前三分鐘輕易實踐。

許多上班族，在工作時常常一屁股坐下去就極少起身動動，或是長時間使用錯誤的姿勢打電腦、低頭滑手機，造成肩、背及腰部疼痛。利用上述的檢查方式，留意自己的身體是否歪斜，正視怎麼動都無法瘦下來的隱性原因。

接下來，透過內文中的 360 度扭轉迴旋，多角度活動脊椎的各種動作（像是前彎、後仰、左右側彎、左右旋轉及 360 度繞圈旋轉），扭轉不常動的部位，強化骨盆及脊椎力量。

當然，**你不需要先具備有瑜伽運動的經驗，只要準備瑜伽墊或一張椅子就可實踐**。矯正歪斜體型，徹底擺脫糾纏多年的「難瘦部位」，解決日常疼痛小毛病，一舉數得！

PART2

每天5分鐘，瘦出
美背、纖臂、細腰及翹臀

第一週可先練習前二大式：

針對頸肩臂瘦身需求的 Motion1、Motion2，簡易上手、
成效立見！而 Motion3、Motion4，則是針對多數人腰
腹的肥胖困擾，利用坐姿、跪姿，打造平腹與翹臀。

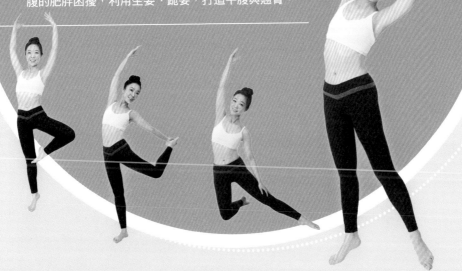

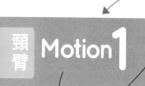

頸臂 **Motion 1** 纖臂按讚美人式

 DVD ❶

部位
頸部　　肩膀　　手臂　　胸口

功效 放鬆頸部周圍肌肉、緊實手臂肌肉、改善肩膀僵硬、刺激胸腺淋巴、改善胸悶、活動肩胛骨周圍肌肉。

01 | 頸部活動

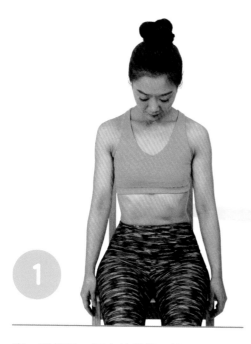

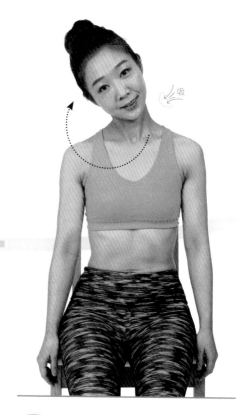

1

取一張椅子、只坐前半部，雙腳與臀部同寬、腳掌踩地，膝蓋彎曲約90度。
上半身挺直，雙手向下垂放身體兩側，低頭預備。

2 吸氣、頭部由下轉到**右**
（延展左側頸部肌肉）；

吸

046

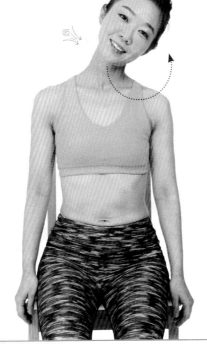

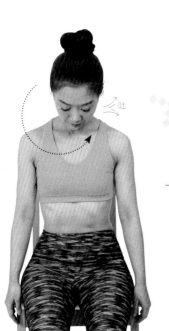

吸氣、頭部由下到**左**（延展右側頸部肌肉）；　　吐氣、從左往下低頭。

3 以上為連續動作。右邊做完換左邊為一組，練習**10組**。

吐氣、從右往下低頭。

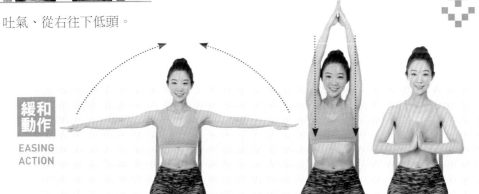

緩和動作

EASING ACTION

雙手從左右兩側伸直、向頭頂上方合掌。手肘彎曲、合掌往下到胸前，練習 2 遍。

02 | 繞肩轉頭

1

上半身挺直，手肘彎曲、兩手指尖分別放在左右肩膀上預備。

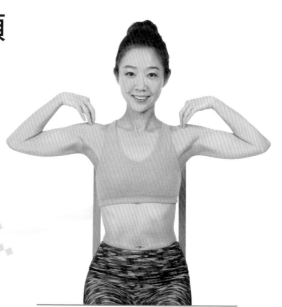

2 吸氣，兩手肘輕碰在身體前側，往上抬高分開。

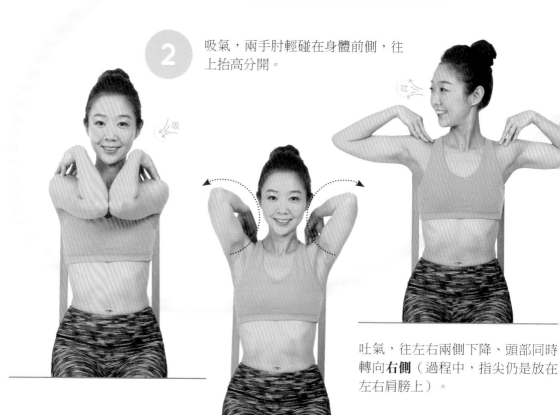

吐氣，往左右兩側下降、頭部同時轉向**右側**（過程中，指尖仍是放在左右肩膀上）。

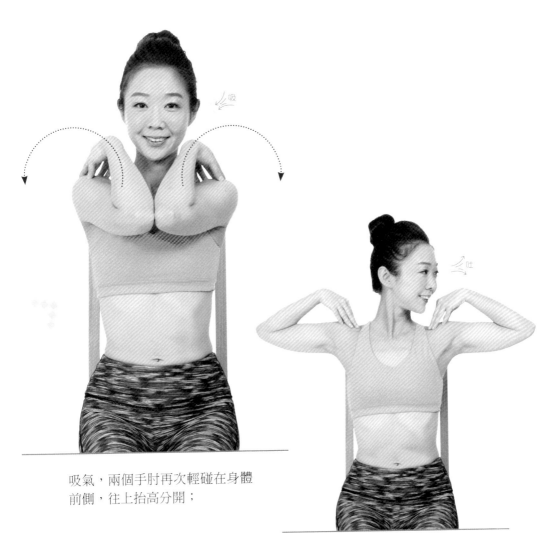

吸氣，兩個手肘再次輕碰在身體
前側，往上抬高分開；

吐氣，往左右兩側下降、頭部
同時轉向**左側**（過程中，指尖
仍是放在左右肩膀上）。

以上為連續動作。右側做完換
左側為一組，練習10組。

緩和動作

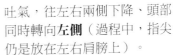

EASING
ACTION

雙手從左右兩側伸直、向頭頂上方合掌。
手肘彎曲、合掌往下到胸前，練習2遍（圖
解動作可見 P.47）。

03 | 按讚繞臂

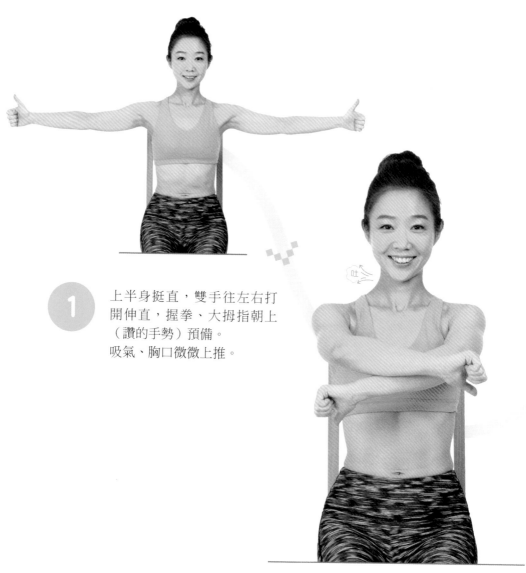

1 上半身挺直，雙手往左右打
開伸直，握拳、大拇指朝上
（讚的手勢）預備。
吸氣、胸口微微上推。

2 吐氣、胸口內收，手肘彎曲、雙手
往身體前方交叉（大姆指朝下、**右
手上左手下**）。

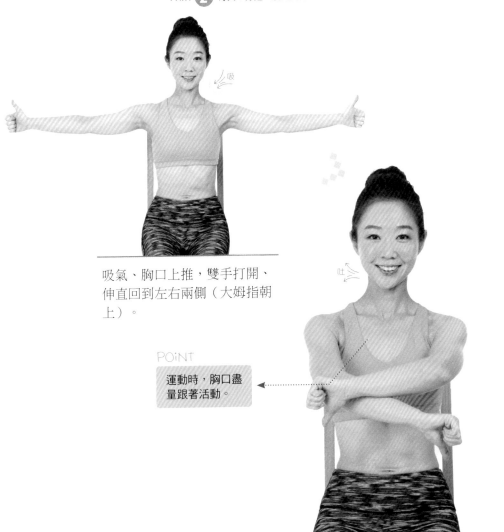

吸氣、胸口上推，雙手打開、
伸直回到左右兩側（大姆指朝
上）。

POINT

運動時，胸口盡
量跟著活動。

吐氣、胸口內收，手肘彎曲、雙手往前
交叉（大姆指朝下、**左手上右手下**）。
吸氣回到步驟❶的預備姿勢。

**緩和
動作**

EASING
ACTION

雙手從左右兩側伸直、向頭頂上方合掌。
手肘彎曲、合掌往下到胸前，練習2遍（圖
解動作可見 P.47）。

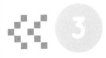

③ 以上為連續動作。吸吐
為一次，練習**10**次。

04 │ 旋轉手腕

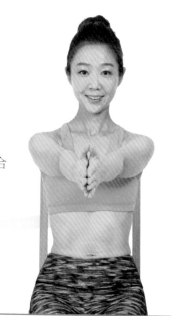

1 上半身挺直，雙手合掌、向前伸直預備。

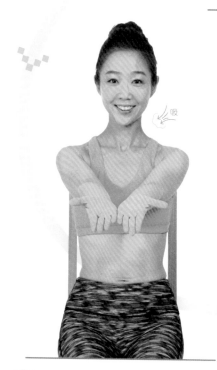

吸

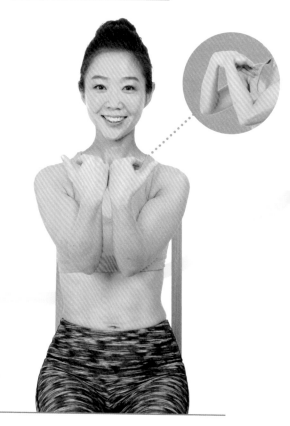

2 吸氣，掌心向左右打開、手肘彎曲，掌心朝向自己。

POINT

反轉向前伸直時，
應保持高度，不要
放鬆下降了。

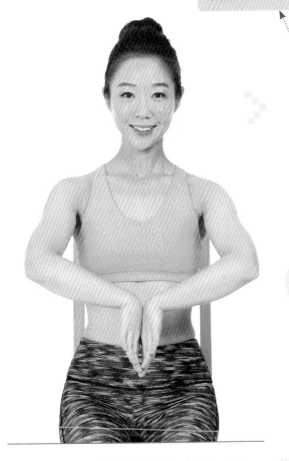

3 吐氣跟吸氣一樣的動作。
一次吸氣、一次吐氣，練習10次。

將**指尖、手腕朝內轉動一圈**後，反
轉向前滑動、伸直。

緩和動作

EASING
ACTION

雙手從左右兩側伸直、向頭頂上方合掌。
手肘彎曲、合掌往下到胸前，練習2遍
（圖解動作可見P.47）。

05 | 背部祈禱

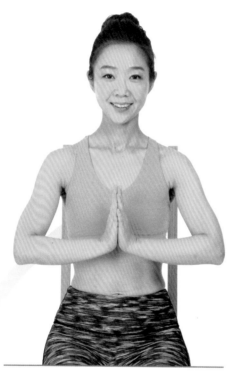

1 上半身挺直，雙手合掌在胸前預備。

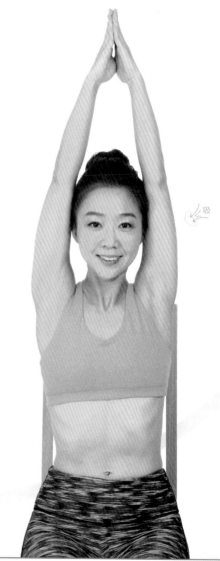

吸

2 吸氣，雙手合掌向上伸直；

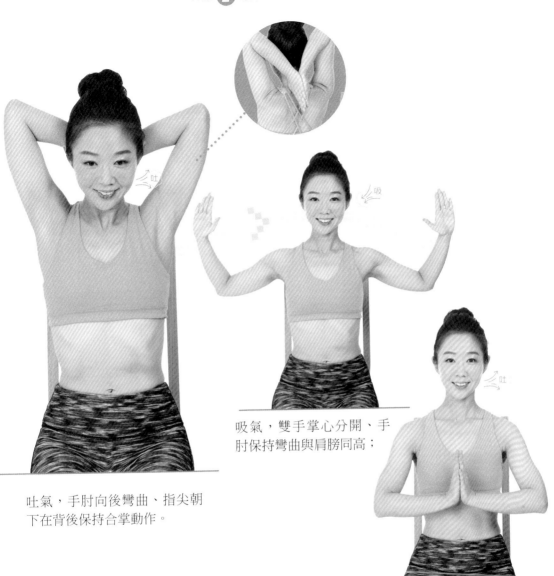

吸氣，雙手掌心分開、手肘保持彎曲與肩膀同高；

吐氣，手肘向後彎曲、指尖朝下在背後保持合掌動作。

吐氣，將雙手帶回胸前合掌。

緩和動作
EASING ACTION

雙手從左右兩側伸直、向頭頂上方合掌。手肘彎曲、合掌往下到胸前，練習2遍（圖解動作可見P.47）。

 以上為一連續動作，練習10次。

肩臂 **Motion 2** # 擺脫蝴蝶袖鬆肩式

部位　肩膀　手臂

功效　擺脫蝴蝶袖、舒緩肩頸僵硬、改善肩膀痠痛、增加肩關節活動度。

01 | 鬆肩暖身

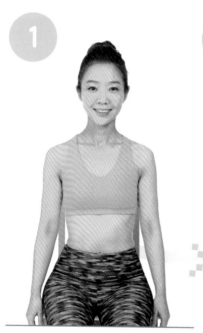

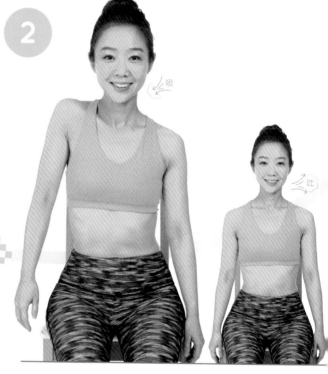

取一張椅子、只坐前半部，雙腳與臀部同寬、腳掌踩地，膝蓋彎曲約90度。上半身挺直、視線直視前方，雙手向下垂放兩側預備。

吸氣、**右肩**向上提肩；吐氣、往下放鬆。

POiNT

注意！動作中雙手
手臂盡量放鬆。

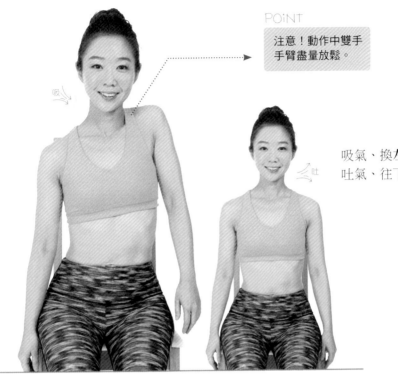

吸氣、換**左肩**向上提肩；
吐氣、往下放鬆。

 以上為連續動作。
右肩做完換左肩為一組，練習10組。

緩和
動作

EASING
ACTION

雙手從左右兩側伸直、向頭頂上方合掌。
手肘彎曲、合掌往下到胸前，練習2遍（圖
解動作可見 P.47）。

02 | 轉臂拉伸

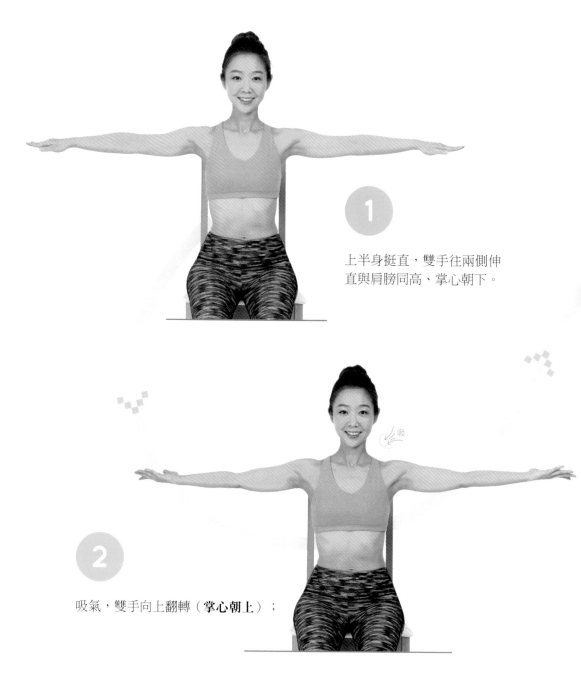

1 上半身挺直,雙手往兩側伸直與肩膀同高、掌心朝下。

吸

2 吸氣,雙手向上翻轉(**掌心朝上**);

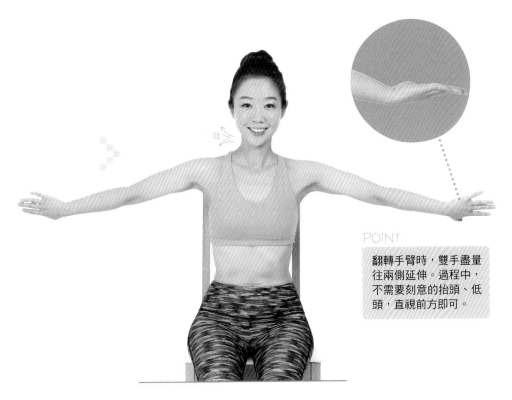

POINT

翻轉手臂時，雙手盡量
往兩側延伸。過程中，
不需要刻意的抬頭、低
頭，直視前方即可。

吐氣，雙手向下翻轉（**盡量掌心朝後**）

3 以上為連續動作。
吸吐為 1 次，練習 10 次。

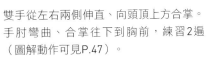

**緩和
動作**

EASING
ACTION

雙手從左右兩側伸直、向頭頂上方合掌。
手肘彎曲、合掌往下到胸前，練習2遍
（圖解動作可見P.47）。

03 | 穿臂畫圓

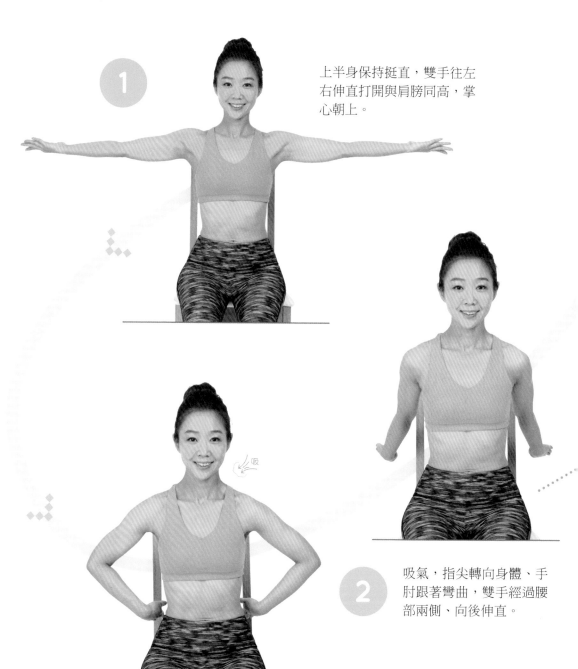

上半身保持挺直，雙手往左右伸直打開與肩膀同高，掌心朝上。

吸氣，指尖轉向身體、手肘跟著彎曲，雙手經過腰部兩側、向後伸直。

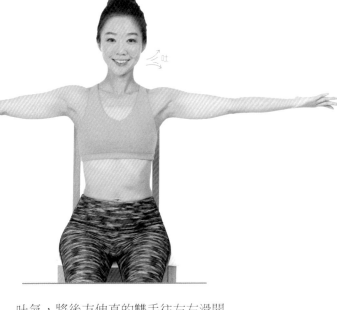

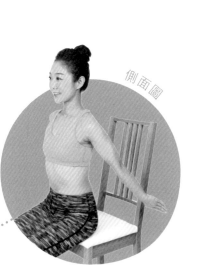

側面圖

吐氣，將後方伸直的雙手往左右滑開
（感覺像在身體兩側畫圓）、往前，
朝下的掌心順勢翻轉手腕朝上。

③ 以上為連續動作，配合吸
吐氣、練習10次。

POINT

運動過程中避免聳肩。

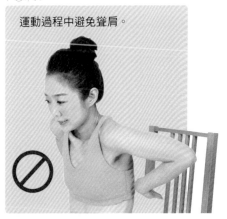

緩和
動作

EASING
ACTION

雙手從左右兩側伸直、向頭頂上方合掌。
手肘彎曲、合掌往下到胸前，練習2遍（圖
解動作可見 P.47）。

04 | 雙手交叉

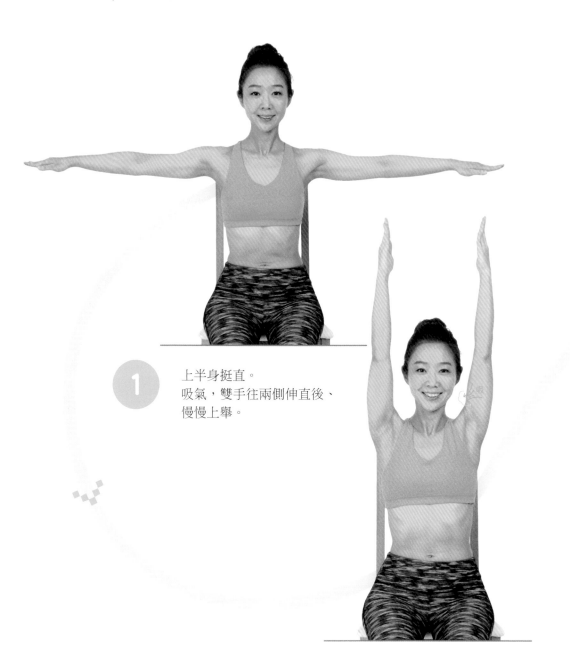

1 上半身挺直。
吸氣，雙手往兩側伸直後、
慢慢上舉。

POINT

手肘重疊交叉
時，小手臂盡
量靠近即可。

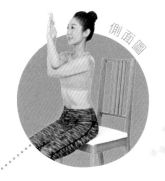

側面圖

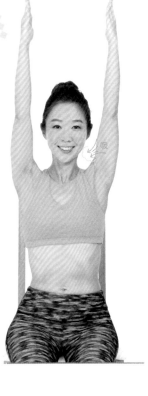

吸

吐

② 吐氣、兩手彎曲約90度，**右手肘疊放在左手肘上**、小手臂交纏於胸前、掌心相對。

吸氣、雙手往上伸直鬆開；吐氣、雙手垂放身體兩側。
重複雙手往兩側伸直、上舉，**再換左手肘疊放在左手肘上**。

緩和動作

EASING ACTION

雙手從左右兩側伸直、向頭頂上方合掌。
手肘彎曲、合掌往下到胸前，練習 2 遍（圖解動作可見 P.47）。

③ 以上為連續動作。右左手肘互換上下為一次，練習10次。

05 | 光環迴旋

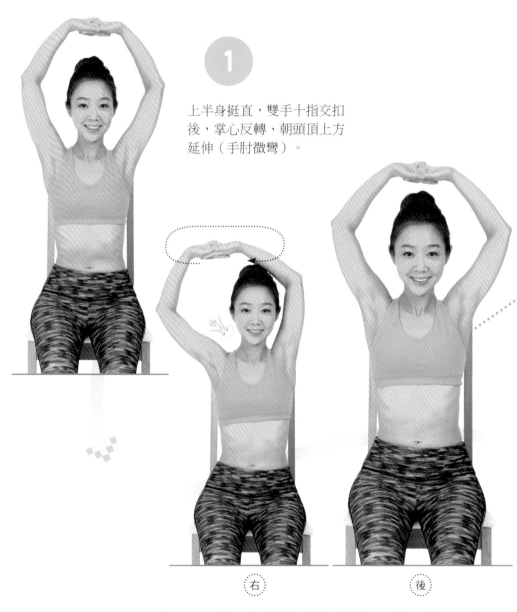

1

上半身挺直，雙手十指交扣
後，掌心反轉、朝頭頂上方
延伸（手肘微彎）。

吸

右　　　　　後

2

吸氣、雙手從右側轉到後側、左側再轉回頭頂，
繞一個圈。
吐氣、同樣從右側轉到後側、左側再轉回頭頂。

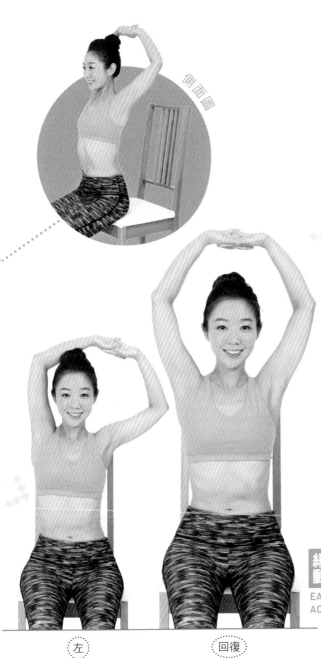

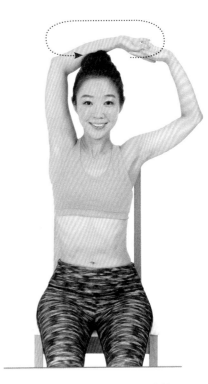

③ **接著換左邊繞圈，重複步驟❷的方法及吸氣、吐氣節奏，連續10圈。**

緩和動作
EASING
ACTION

雙手從左右兩側伸直、向頭頂上方合掌。
手肘彎曲、合掌往下到胸前，練習2遍
（圖解動作可見P.47）。

左　　　　回復

配合吸氣、吐氣的節奏，連續10圈。

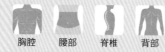

腰背 Motion **3** 纖腰美背脊椎活動

DVD ❸

部位
胸腔　腰部　脊椎　背部

功效　纖腰、美背、舒緩背肌、按摩內臟、增加脊椎彈性。

01 | 脊椎活動

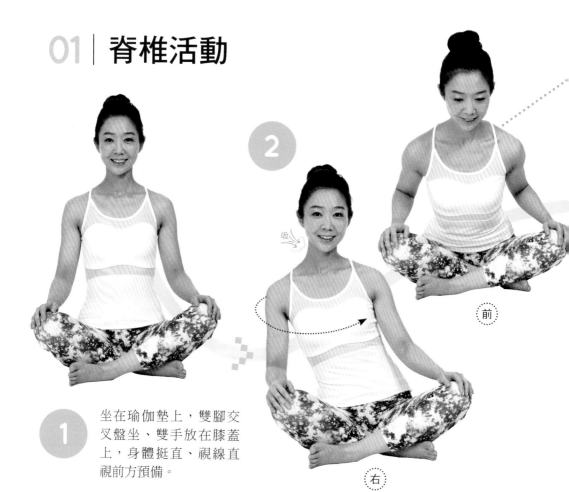

1 坐在瑜伽墊上，雙腳交叉盤坐、雙手放在膝蓋上，身體挺直、視線直視前方預備。

2

吸

右

前

吸氣，身體**從右側**繞向前方；

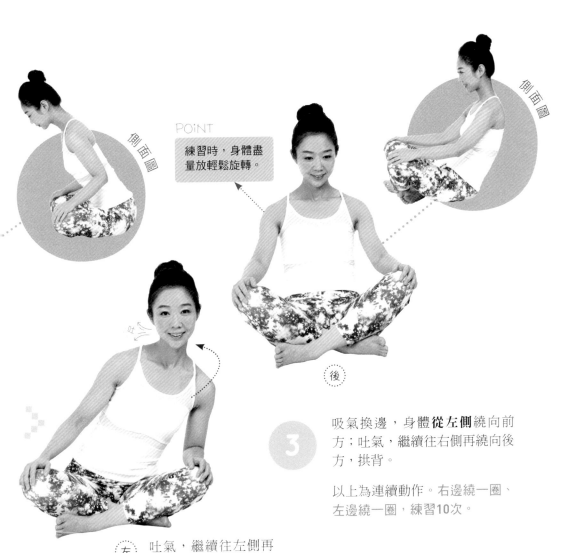

POINT

練習時，身體盡
量放輕鬆旋轉。

側面圖

側面圖

後

吐

左

③ 吸氣換邊，身體**從左側**繞向前
方；吐氣，繼續往右側再繞向後
方，拱背。

以上為連續動作。右邊繞一圈、
左邊繞一圈，練習10次。

吐氣，繼續往左側再
繞向後方，拱背。

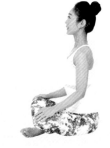

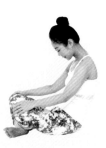

**緩和
動作**

EASING
ACTION

雙手放在膝蓋上，吸氣、身體往上
延伸、視線往上 10 度。
吐氣、腹部內收，身體慢慢拱背、
低頭，練習 2 遍。

02 | 斜角扭轉

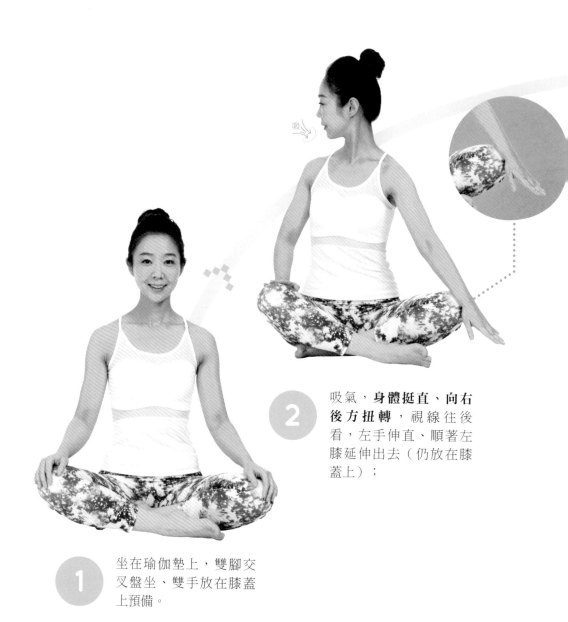

2 吸氣，**身體挺直、向右後方扭轉**，視線往後看，左手伸直、順著左膝延伸出去（仍放在膝蓋上）；

1 坐在瑜伽墊上，雙腳交叉盤坐、雙手放在膝蓋上預備。

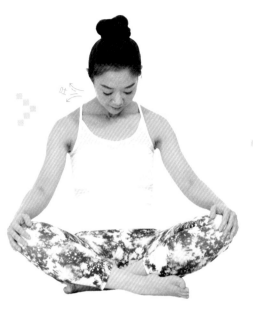

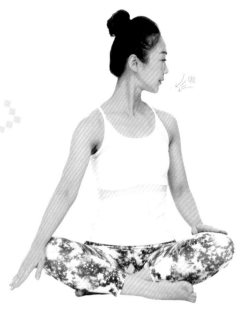

吐氣，身體轉回中間，左手拉回原位、腹部內收、拱背低頭。

吸氣，**身體挺直、改向左後方扭轉**，視線往後看，右手伸直、順著右膝延伸出去；

3

以上為連續動作。右側扭轉一次、左側扭轉一次，練習10次。

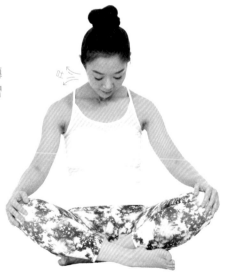

緩和動作

EASING ACTION

雙手放在膝蓋上，吸氣、身體往上延伸、視線往上10度；吐氣、腹部內收，身體慢慢拱背、低頭，練習2遍（圖解動作可見P.67）。

吐氣，身體轉回中間，右手拉回原位、腹部內收、拱背低頭。

03 | 推胸拱背

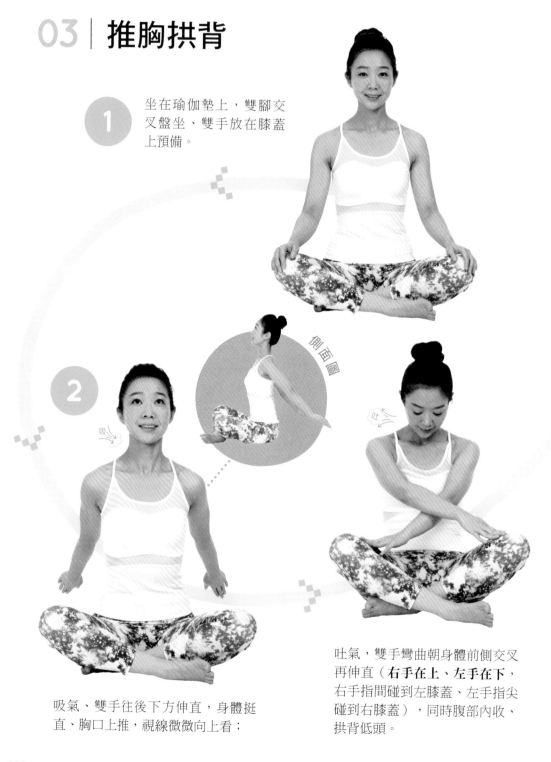

1 坐在瑜伽墊上，雙腳交叉盤坐、雙手放在膝蓋上預備。

2 吸氣、雙手往後下方伸直，身體挺直、胸口上推，視線微微向上看；

側面圖

吐氣，雙手彎曲朝身體前側交叉再伸直（**右手在上、左手在下，右手指間碰到左膝蓋、左手指尖碰到右膝蓋**），同時腹部內收、拱背低頭。

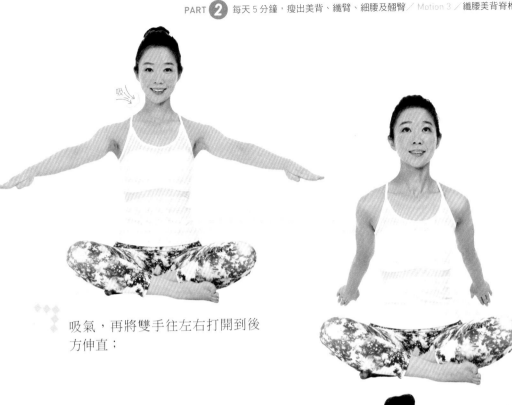

吸氣，再將雙手往左右打開到後方伸直；

 以上為連續動作，右左手互換上下為一次，練習10次。

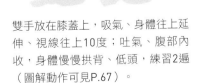
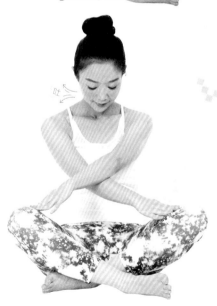

吐氣，重複步驟❷的動作方法，此時換**左手在上、右手在下**，同時腹部內收、拱背低頭。

04 | 扭身繞臂

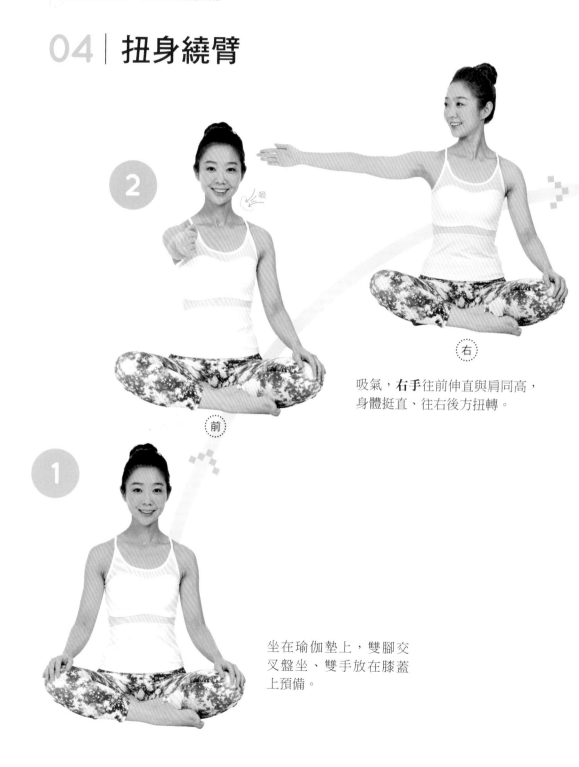

2

吸

右

吸氣，**右手**往前伸直與肩同高，
身體挺直、往右後方扭轉。

前

1

坐在瑜伽墊上，雙腳交
叉盤坐、雙手放在膝蓋
上預備。

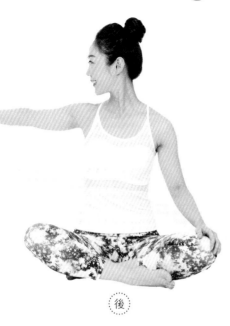

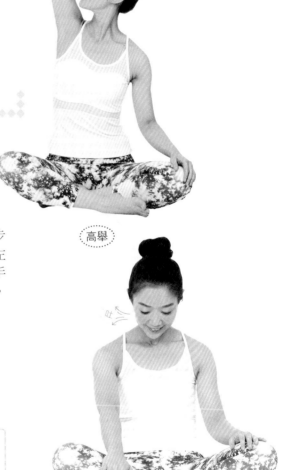

（後）

右手同時向右後方打開（動向依序前、右、後）、高舉；

③ **換邊續做**。吸氣，**左手**重複步驟❷的動作，往前伸直再帶往左後方扭轉、高舉；吐氣，左手帶向身體前方抓住同側小腿，同時腹部內收、拱背低頭。
以上為連續動作，練習**10次**。

（高舉）

雙手放在膝蓋上，吸氣、身體往上延伸、視線往上10度；吐氣、腹部內收，身體慢慢拱背、低頭，練習2遍（圖解動作可見P.67）。

吐氣，右手帶向身體前方輕抓同側小腿，同時腹部內收、拱背低頭。

05 | 轉身側拉

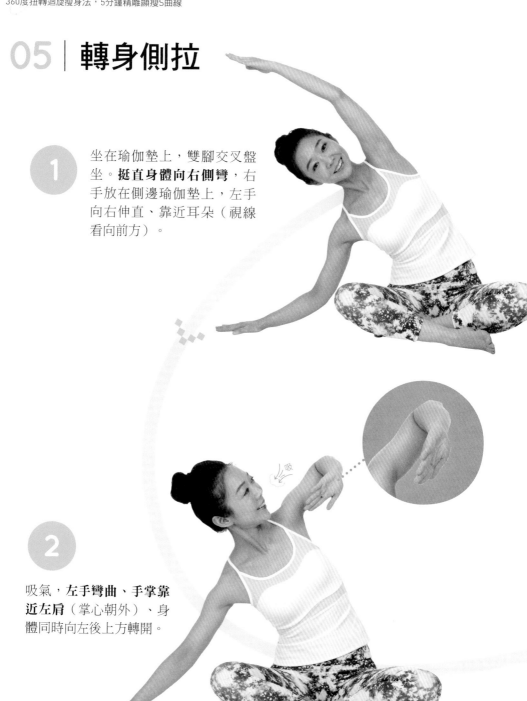

1 坐在瑜伽墊上，雙腳交叉盤坐。**挺直身體向右側彎**，右手放在側邊瑜伽墊上，左手向右伸直、靠近耳朵（視線看向前方）。

吸

2 吸氣，**左手彎曲、手掌靠近左肩**（掌心朝外）、身體同時向左後上方轉開。

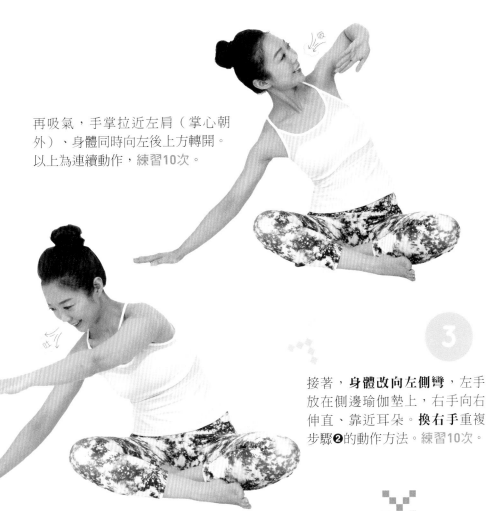

再吸氣，手掌拉近左肩（掌心朝外）、身體同時向左後上方轉開。以上為連續動作，練習**10次**。

3

接著，**身體改向左側彎**，左手放在側邊瑜伽墊上，右手向右伸直、靠近耳朵。**換右手重複步驟❷的動作方法。練習10次**。

吐氣，左手往右斜前方伸直、身體轉回，同時腹部內收、拱背低頭，視線看向右腳。

緩和動作
EASING ACTION

雙手放在膝蓋上，吸氣、身體往上延伸、視線往上 10 度；吐氣、腹部內收，身體慢慢拱背、低頭，練習 2 遍（圖解動作可見 P.47）。

Motion 4 翹臀平腹美人體態

部位

 DVD ❹

腰部　背部　腹部　髖部　腿部　脊椎

功效 纖腰、平腹、翹臀、舒緩背肌、按摩內臟、增加脊椎彈性、提升代謝力。

01 | 跪姿迴旋

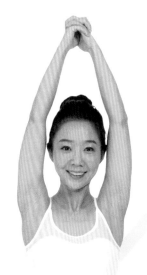

1

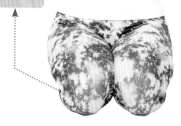

POiNT

若過程中感到跪姿不適，可墊上厚毛巾。

雙腿併攏跪姿（若較困難，雙腿與臀部同寬即可），腳背平放瑜伽墊並坐在腳跟上方。
背部挺直、十指交握往上延伸，視線直視前方預備。

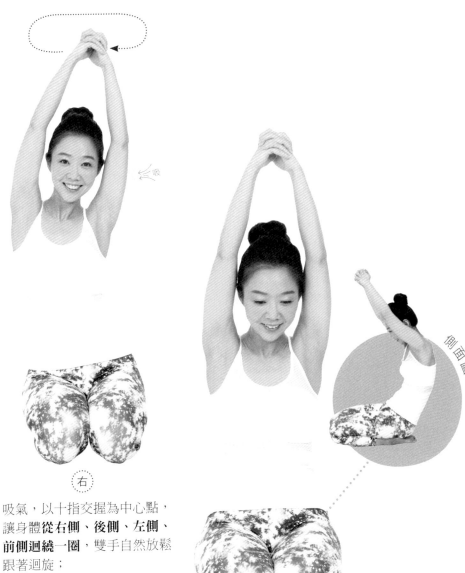

吸氣，以十指交握為中心點，
讓身體**從右側、後側、左側、**
前側迴繞一圈，雙手自然放鬆
跟著迴旋；

右

後

側面圖

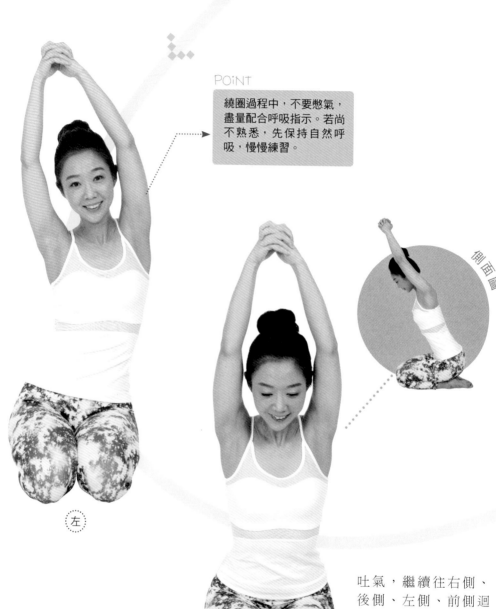

POINT

繞圈過程中，不要憋氣，
盡量配合呼吸指示。若尚
不熟悉，先保持自然呼
吸，慢慢練習。

側面圖

左

前

吐氣，繼續往右側、
後側、左側、前側迴
繞一圈（繞圈時身體放
鬆）。
以吸氣繞一圈、吐氣繞
一圈，連續繞 10 圈。

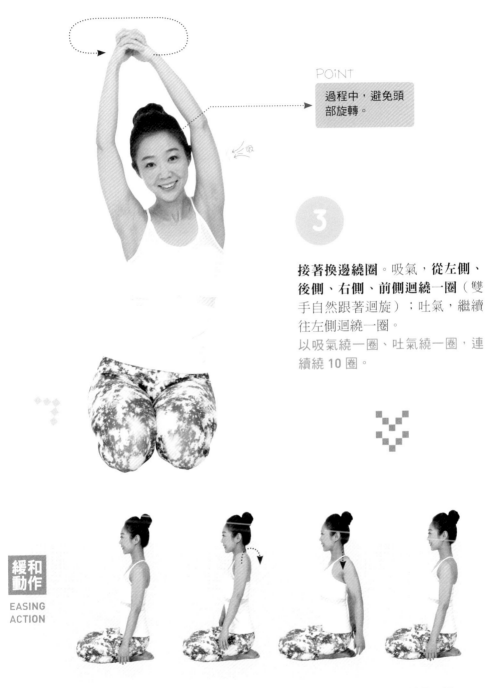

POINT
過程中，避免頭部旋轉。

③

接著換邊繞圈。吸氣，**從左側、後側、右側、前側迴繞一圈**（雙手自然跟著迴旋）；吐氣，繼續往左側迴繞一圈。
以吸氣繞一圈、吐氣繞一圈，連續繞 10 圈。

緩和動作

EASING ACTION

雙腳跪姿，雙手垂放身體兩側，吸氣、提肩；吐氣、肩膀往後繞放下，練習 2 遍。

02 | 牛貓伸背

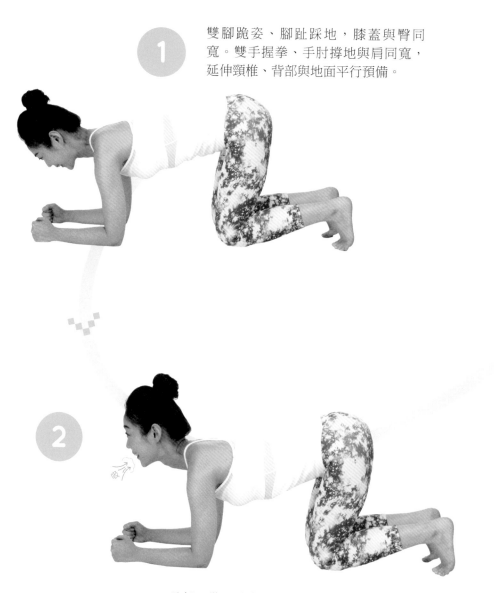

1 雙腳跪姿、腳趾踩地，膝蓋與臀同寬。雙手握拳、手肘撐地與肩同寬，延伸頸椎、背部與地面平行預備。

2 吸氣、胸口上提，視線往上約15度，感覺腹部肌肉獲得延展、臀部自然向上翹起；

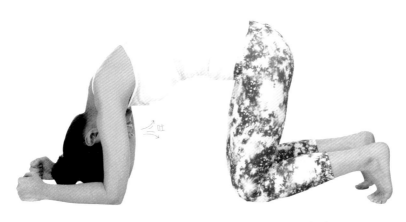

吐氣，腹部內收、背部拱起，視線看
向腹部、臀部內收。

3 以上為連續動作，練習10次。

緩和動作
EASING
ACTION 雙腳跪姿，雙手垂放身體兩側，吸氣、提肩；吐
氣、肩膀往後繞放下，練習 2 遍（圖解動作可見
P.79）。

POINT 過程中，避免肩膀過度聳肩或下壓。

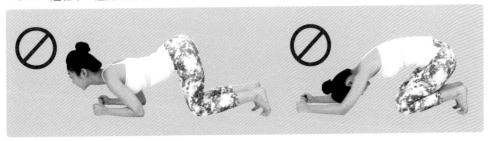

03 | 支撐後彎

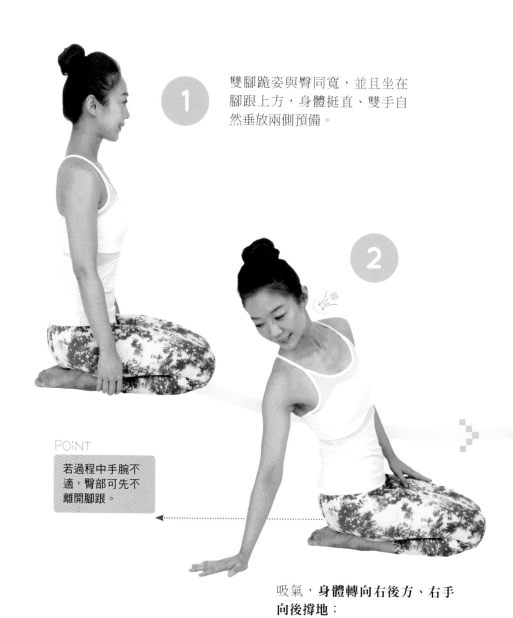

1 雙腳跪姿與臀同寬，並且坐在腳跟上方，身體挺直、雙手自然垂放兩側預備。

2

POINT
若過程中手腕不適，臀部可先不離開腳跟。

吸氣，**身體轉向右後方、右手向後撐地**；

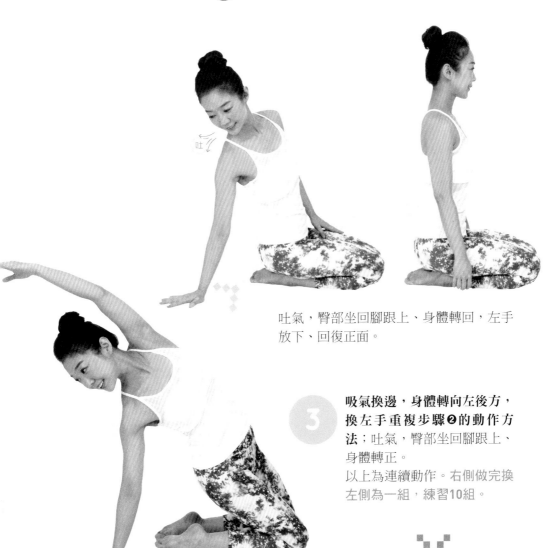

吐氣，臀部坐回腳跟上、身體轉回，左手放下、回復正面。

3 **吸氣換邊，身體轉向左後方，換左手重複步驟❷的動作方法**；吐氣，臀部坐回腳跟上、身體轉正。
以上為連續動作。右側做完換左側為一組，練習10組。

臀部抬起，同時左手高舉、貼近耳朵，視線看向後方；

緩和動作
EASING ACTION

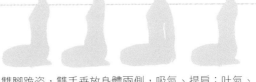

雙腳跪姿，雙手垂放身體兩側，吸氣、提肩；吐氣、肩膀往後繞放下，練習 2 遍（圖解動作可見 P.79）。

04 | 跪姿海浪

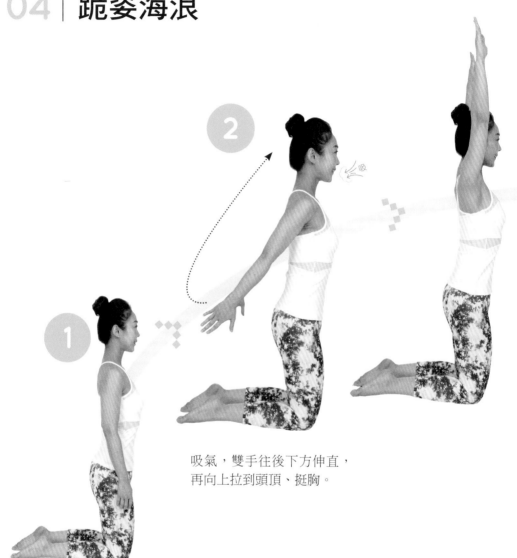

吸氣，雙手往後下方伸直，
再向上拉到頭頂、挺胸。

高跪姿、膝蓋與臀同寬，膝蓋與
地面保持90度（腳趾踩地或腳背
貼地均可，依個人狀況而定）。
身體挺直、雙手垂放兩側預備。

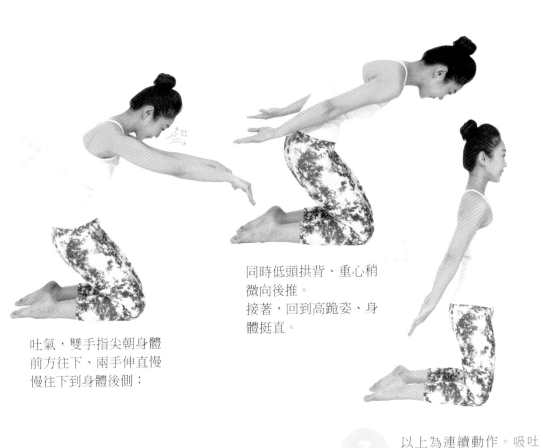

同時低頭拱背、重心稍
微向後推。
接著，回到高跪姿、身
體挺直。

吐氣，雙手指尖朝身體
前方往下、兩手伸直慢
慢往下到身體後側；

③ 以上為連續動作。吸吐
為一次，練習10次。

緩和
動作
EASING
ACTION

雙腳跪姿，雙手垂放身體兩側，吸氣、提肩；吐
氣、肩膀往後繞放下，練習 2 遍（圖解動作可見
P.79）。

05 ｜ 伸腿轉身

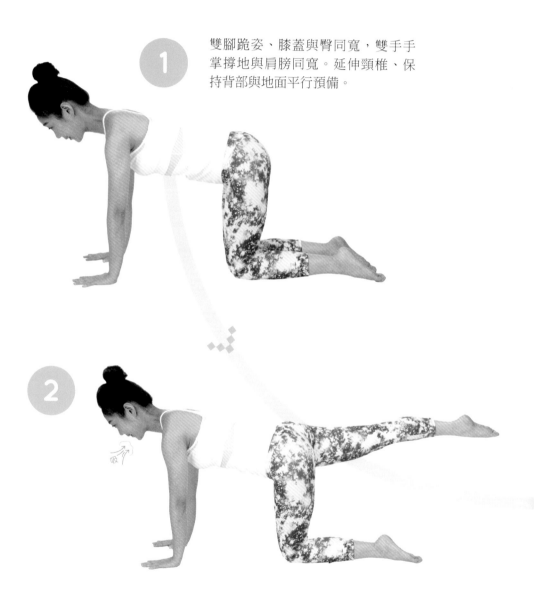

1 雙腳跪姿、膝蓋與臀同寬，雙手手掌撐地與肩膀同寬。延伸頸椎、保持背部與地面平行預備。

2

吸氣，**右腳**往後伸直、抬起後；

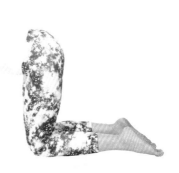

吐氣、右腳收回跪姿，
身體回復前方。

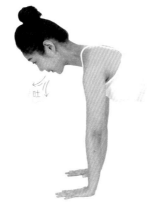

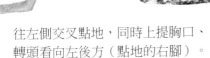

往左側交叉點地，同時上提胸口、
轉頭看向左後方（點地的右腳）。

3 吸氣，改**換左腳**重複步驟❷的動
作方法；吐氣、左腳收回跪姿，
身體回復前方。
以上為連續動作。右腳做完換左
腳為一組，練習10組。

緩和
動作
EASING
ACTION
雙腳跪姿，雙手垂放身體兩側，吸氣、提肩；吐氣、
肩膀往後繞放下，練習2遍（圖解動作可見P.79）。

360度扭轉迴旋　運動筆記

Day 1
手臂 ＿＿＿＿＿＿＿ 公分
腰部 ＿＿＿＿＿＿＿ 公分
＿＿＿＿＿＿＿ 公分
＿＿＿＿＿＿＿ 公分

Day 2
手臂 ＿＿＿＿＿＿＿ 公分
腰部 ＿＿＿＿＿＿＿ 公分
＿＿＿＿＿＿＿ 公分
＿＿＿＿＿＿＿ 公分

Day 3
手臂 ＿＿＿＿＿＿＿ 公分
腰部 ＿＿＿＿＿＿＿ 公分
＿＿＿＿＿＿＿ 公分
＿＿＿＿＿＿＿ 公分

Day 4
手臂 ＿＿＿＿＿＿＿ 公分
腰部 ＿＿＿＿＿＿＿ 公分
＿＿＿＿＿＿＿ 公分
＿＿＿＿＿＿＿ 公分

Day 5
手臂 ＿＿＿＿＿＿＿ 公分
腰部 ＿＿＿＿＿＿＿ 公分
＿＿＿＿＿＿＿ 公分
＿＿＿＿＿＿＿ 公分

Day 6
手臂 ＿＿＿＿＿＿＿ 公分
腰部 ＿＿＿＿＿＿＿ 公分
＿＿＿＿＿＿＿ 公分
＿＿＿＿＿＿＿ 公分

Day 7
手臂 ＿＿＿＿＿＿＿ 公分
腰部 ＿＿＿＿＿＿＿ 公分
＿＿＿＿＿＿＿ 公分
＿＿＿＿＿＿＿ 公分

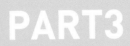

PART3

擺脫難瘦部位，
轉出美型、顯瘦下半身

Motion5、Motion6、Motion7，專攻難瘦的腹部
及下半身。

練習時，千萬不要因為肌肉痠痛或簡單易做而加快速
度。過程不追快、緩慢而到位，即可改善腿部水腫、血
液循環，打造顯瘦下半身。

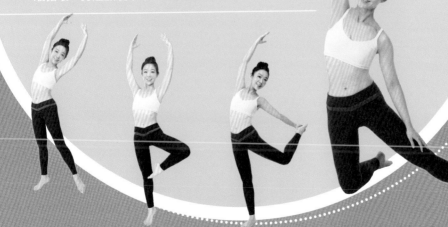

腰腿 Motion **5** 塑腿消腫骨盆活動 DVD **5**

部位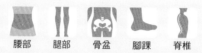
腰部　腿部　骨盆　腳踝　脊椎

功效　雕塑腿部曲線、強化腿肌、刺激淋巴循環、改善腿部水腫、按摩內臟器官、舒緩背肌。

01 | 腳踝運動

1 躺在瑜伽墊上預備。

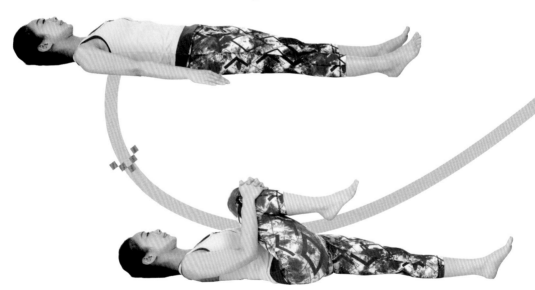

2 左腳伸直平放，**右腳彎曲**、雙手環抱右膝後拉近身體。

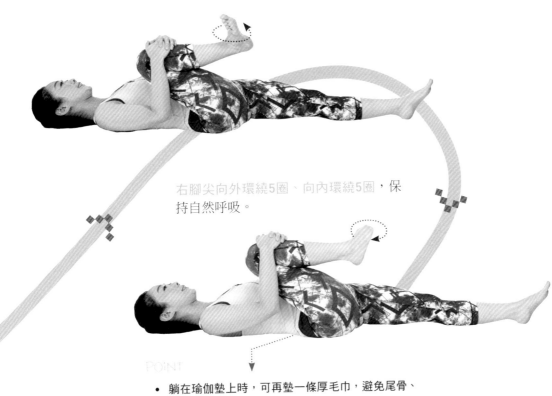

右腳尖向外環繞5圈、向內環繞5圈,保
持自然呼吸。

POINT

- 躺在瑜伽墊上時,可再墊一條厚毛巾,避免尾骨、
  腰部因動作中產生不適。
- 練習時,不要抬高下巴,盡量放鬆身體。

3 **換邊續做。**右腳伸直平放,換**左腳彎曲**
重複步驟❷的動作方法,左腳尖向外環
繞5圈、向內環繞5圈,保持自然呼吸。

緩和
動作

EASING
ACTION

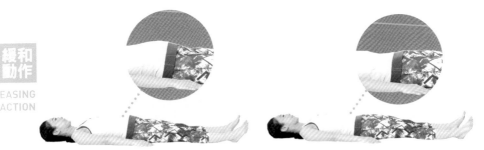

躺在瑜伽墊上、四肢平放。吸氣、腹部鼓起;吐氣、腹部內收,練習 2 遍。

02 | 髖部活動

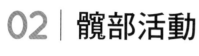

 1

躺在瑜伽墊上，雙腳併攏彎
曲、踩地，雙手往左右打開與
肩膀同高預備。

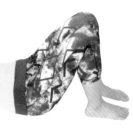

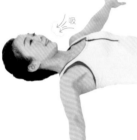

吸

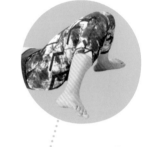

2

吸氣、膝蓋分別往兩側打開，
雙膝盡量靠近地面、腳掌輕碰
在一起；

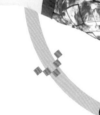

POiNT

吐

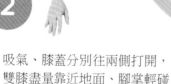

過程中，身體保持輕鬆。

吐氣，雙腳膝蓋向內輕碰、
小腿微微往兩側打開（類似
內八的動作）。

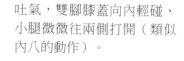

**緩和
動作**
EASING
ACTION

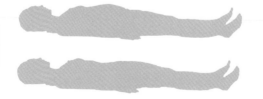

 3

以上為連續動作。開合為一
次，練習10次。

躺在瑜伽墊上、四肢平放。吸氣、腹部鼓起；吐氣、
腹部內收，練習 2 遍（圖解動作可見 P.91）。

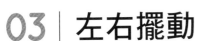

03 | 左右擺動

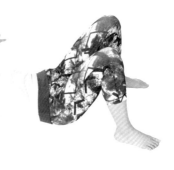

1 躺在瑜伽墊上，雙腳彎曲、踩在瑜伽墊兩側邊緣內，雙手往左右打開與肩膀同高預備。

2

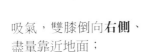

吸氣，雙膝倒向**右側**、盡量靠近地面；

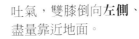

吐氣，雙膝倒向**左側**、盡量靠近地面。

躺在瑜伽墊上、四肢平放。吸氣、腹部鼓起；吐氣、腹部內收，練習 2 遍（圖解動作可見 P.91）。

3

以上為連續動作。右側做完換左側為一組，練習10組。

04 | 扭腰提膝

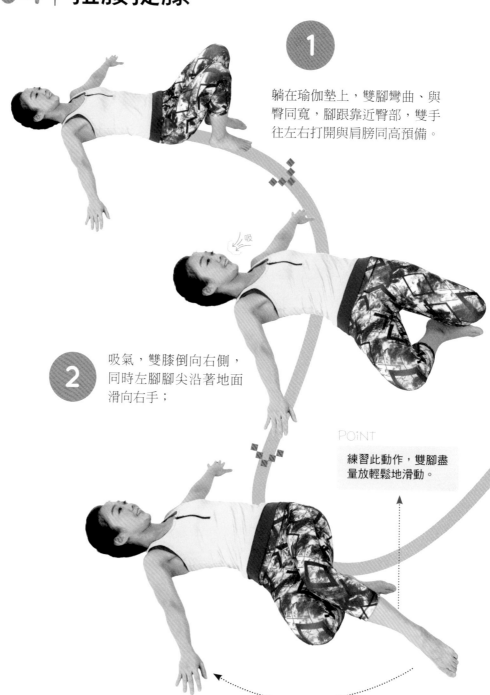

1 躺在瑜伽墊上，雙腳彎曲、與臀同寬，腳跟靠近臀部，雙手往左右打開與肩膀同高預備。

吸

2 吸氣，雙膝倒向右側，同時左腳腳尖沿著地面滑向右手；

POINT

練習此動作，雙腳盡量放輕鬆地滑動。

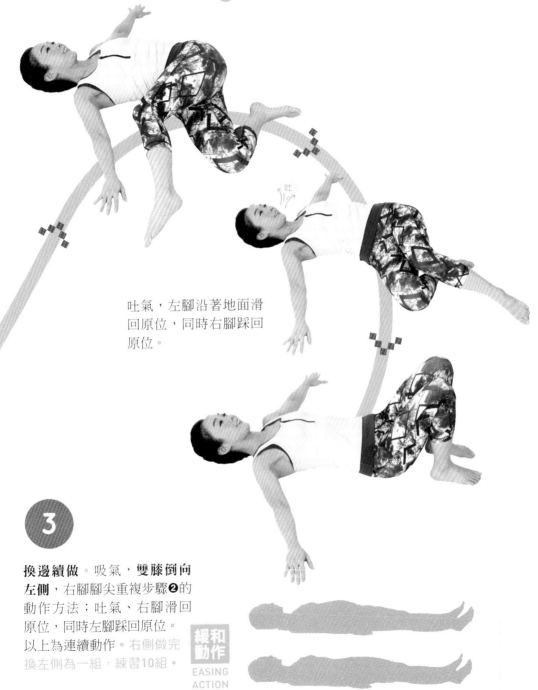

吐氣，左腳沿著地面滑回原位，同時右腳踩回原位。

3

換邊續做。吸氣，**雙膝倒向左側**，右腳腳尖重複步驟❷的動作方法；吐氣、右腳滑回原位，同時左腳踩回原位。以上為連續動作。右側做完換左側為一組，練習10組。

緩和動作
EASING ACTION

躺在瑜伽墊上、四肢平放。吸氣、腹部鼓起；吐氣、腹部內收，練習 2 遍（圖解動作可見 P.91）。

05 | 雙腳交疊

1 躺在瑜伽墊上，雙腳彎曲與臀部同寬，腳跟靠近臀部，雙手往左右打開與肩膀同高預備。

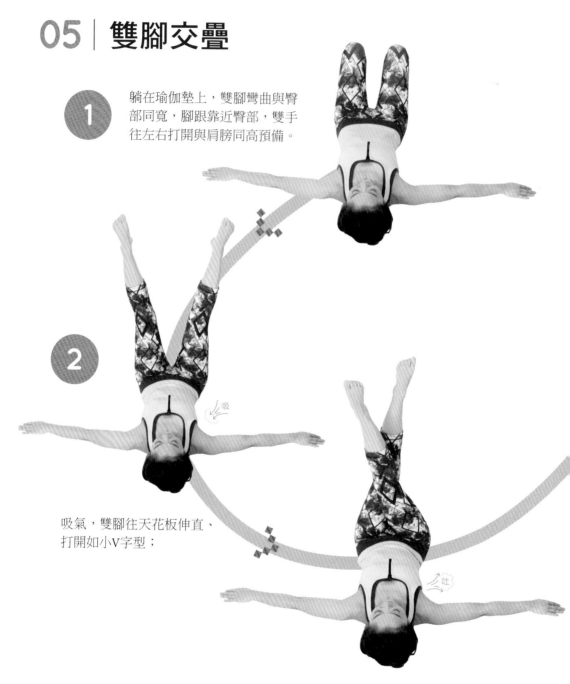

2 吸氣，雙腳往天花板伸直、打開如小V字型；

吐氣、膝蓋微彎，**右腳疊放在左腳上後**；

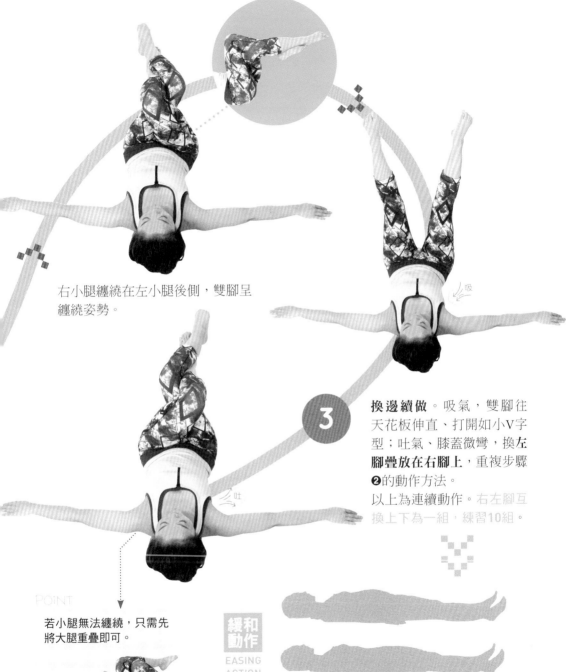

右小腿纏繞在左小腿後側，雙腳呈纏繞姿勢。

3 **換邊續做**。吸氣，雙腳往天花板伸直、打開如小V字型；吐氣、膝蓋微彎，換**左腳疊放在右腳上**，重複步驟**❷**的動作方法。
以上為連續動作。右左腳互換上下為一組，練習10組。

POINT

若小腿無法纏繞，只需先將大腿重疊即可。

緩和動作
EASING
ACTION

躺在瑜伽墊上、四肢平放。吸氣、腹部鼓起；吐氣、腹部內收，練習2遍（圖解動作可見P.91）。

097

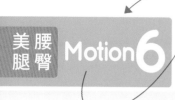美腰腿臀 Motion **6**

緊實臀腿線條畫圓式

部位　 　DVD **6**

　　　腰部　　腿部　　骨盆　　臀部　　脊椎

功效　雕塑腿部曲線、按摩大腿前側肌肉、活動髖部、改善下半身血液循環、刺激淋巴循環、改善腿部水腫、按摩內臟器官、舒緩背肌。

01 │ 腿部擺動

1 俯臥在瑜伽墊上，雙手掌心交疊、額頭輕壓其上。雙腳與臀部同寬，大腿貼地、膝蓋彎曲約90度預備。

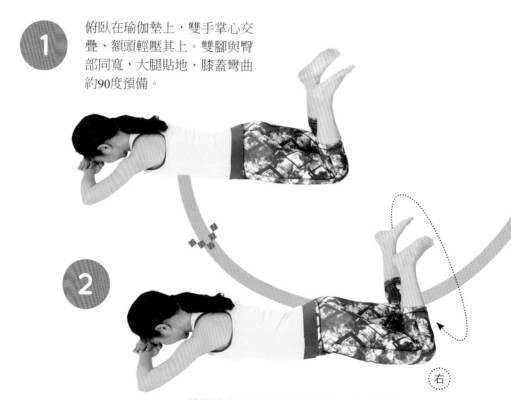

右

2 雙腳小腿**從右側**繞到後側（離身體稍微大於90度，不用完全伸直）。

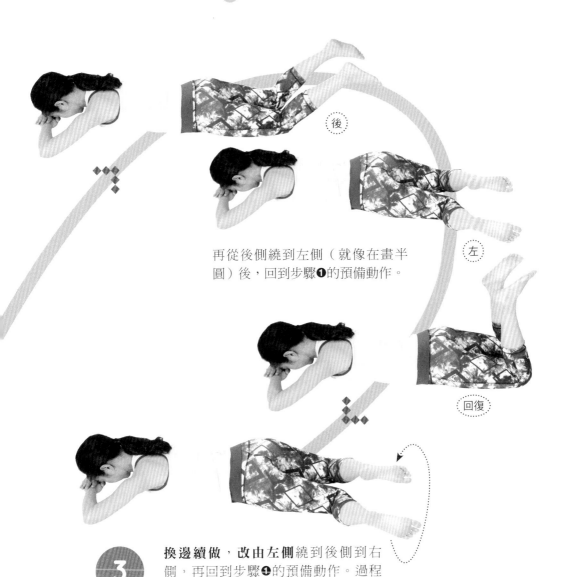

後

左

再從後側繞到左側（就像在畫半圓）後，回到步驟❶的預備動作。

回復

換邊續做，改由左側繞到後側到右側，再回到步驟❶的預備動作。過程中保持自然呼吸。

3

以上為連續動作。右邊一圈、左邊一圈，練習10圈。

緩和
動作

EASING
ACTION

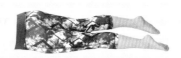

俯臥在瑜伽墊上，雙手掌心交疊、額頭輕壓其上，雙腳伸直放鬆，維持 2 次自然呼吸。

02 | 抬腳交叉

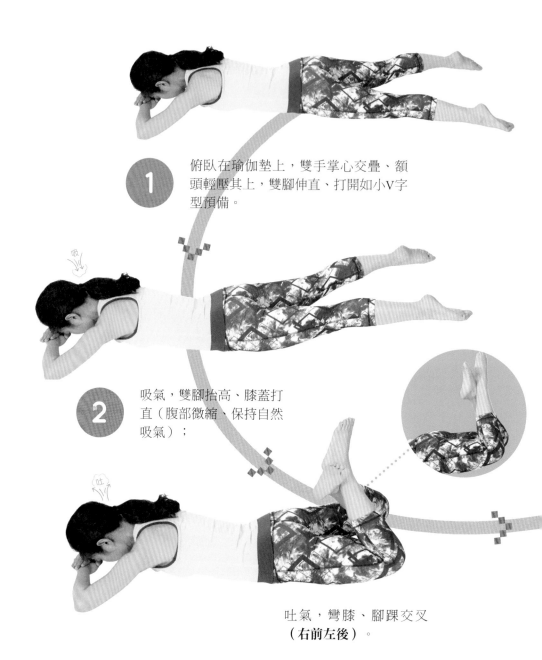

1 俯臥在瑜伽墊上,雙手掌心交疊、額頭輕壓其上,雙腳伸直、打開如小V字型預備。

吸

2 吸氣,雙腳抬高、膝蓋打直(腹部微縮、保持自然吸氣);

吐

吐氣,彎膝、腳踝交叉 **(右前左後)** 。

過程中，盡量將注
意力放在腹部收縮
的位置上，避免用
腰部力量動作。

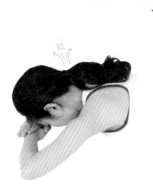

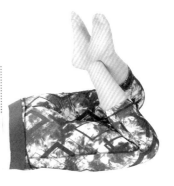

吐氣，彎膝、腳踝交
叉（**左前右後**）。

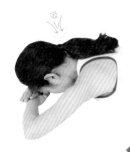

吸氣，雙腳再伸直，維持抬高的姿勢；

3 以上為連續動作。右左對換交
叉為一組，練習10組。

緩和
動作
EASING
ACTION

俯臥在瑜伽墊上，雙手掌心交疊、額頭輕壓其
上，雙腳伸直放鬆，維持2次自然呼吸（圖解動作
可見P.99）。

03 | 扭轉起身

俯臥在瑜伽墊上，雙手掌心放
在肩膀下方，雙腳彎曲與臀部
同寬預備。

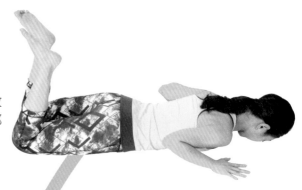

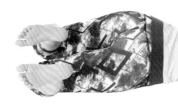

吸氣，**雙腳往右側傾**、左腳
跨過右腳置於地面，同時雙
手伸直撐起上半身、坐在瑜
伽墊上；

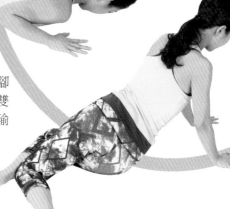

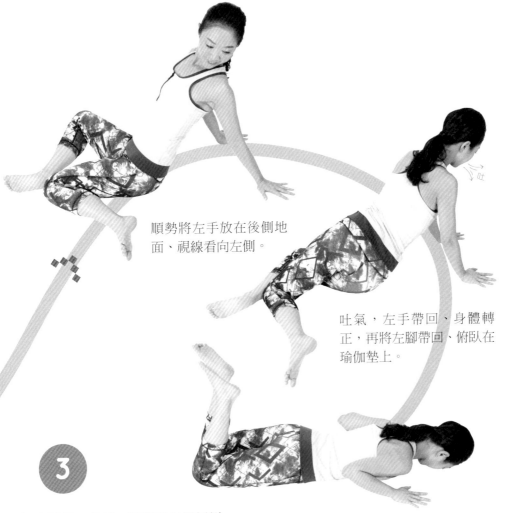

順勢將左手放在後側地
面、視線看向左側。

吐氣，左手帶回、身體轉
正，再將左腳帶回、俯臥在
瑜伽墊上。

換邊續做。吸氣，**雙腳往左側傾倒**，
改左腳重複步驟**❷**的動作方法。吐
氣，右手帶回、身體轉正，再將右腳
帶回、俯臥在瑜伽墊上。

以上為連續動作。右側
做完換左側為一組，練
習10組。

緩和動作

EASING
ACTION

俯臥在瑜伽墊上，雙手掌心交疊、額頭輕壓其上，
雙腳伸直放鬆，維持2次自然呼吸（圖解動作可見
P.99）。

04 | 側身畫圓

1 側躺在瑜伽墊上，右手往頭頂方向伸直
貼地、左手彎曲支撐於胸前地上，雙腳
併攏、彎曲90度預備。

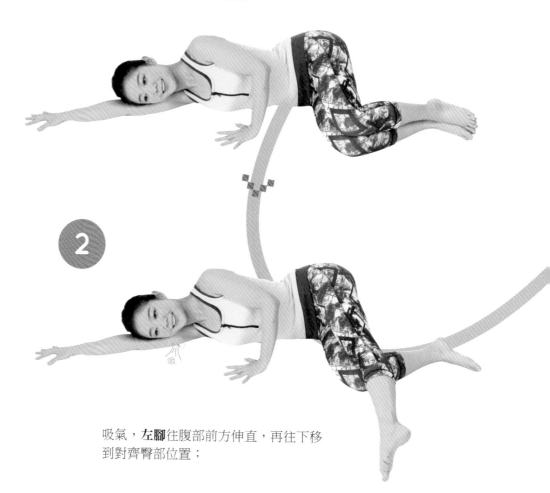

2

吸氣，**左腳**往腹部前方伸直，再往下移
到對齊臀部位置；

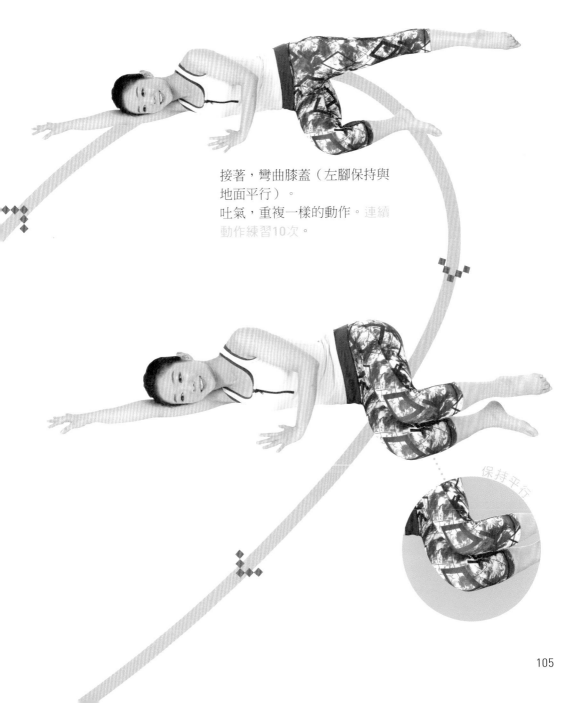

接著，彎曲膝蓋（左腳保持與
地面平行）。
吐氣，重複一樣的動作。連續
動作練習10次。

保持平行

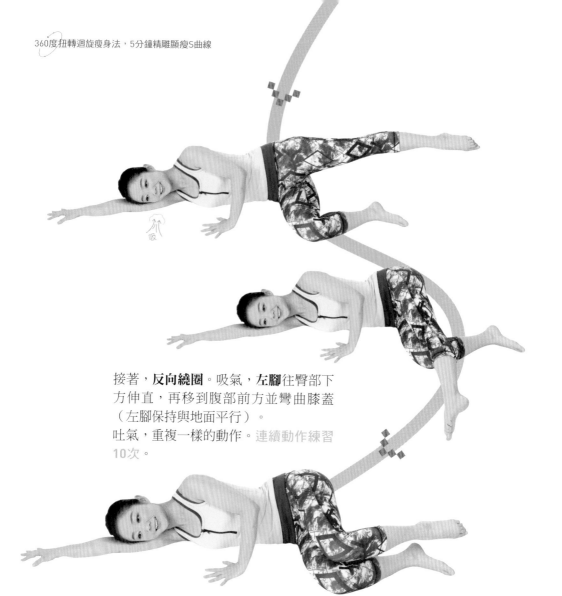

接著，**反向繞圈**。吸氣，**左腳**往臀部下
方伸直，再移到腹部前方並彎曲膝蓋
（左腳保持與地面平行）。
吐氣，重複一樣的動作。連續動作練習
10次。

3

換邊側躺後，**換右腳**重複
步驟❷的動作方法練習。

**緩和
動作**

EASING
ACTION

俯臥在瑜伽墊上，雙手掌心交疊、額頭輕壓其上，
雙腳伸直放鬆，維持2次自然呼吸（圖解動作可見
P.99）。

05 | 側身開合

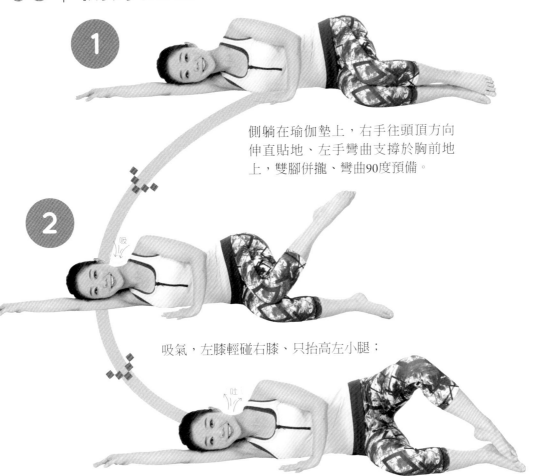

1

側躺在瑜伽墊上，右手往頭頂方向
伸直貼地、左手彎曲支撐於胸前地
上，雙腳併攏、彎曲90度預備。

2

吸氣，左膝輕碰右膝、只抬高左小腿；

吐氣，左腳掌輕碰右腳掌，打開左膝蓋。
以上為連續動作。吸吐為一次，練習10次。

3

換邊側躺續做。 換右腳重
複步驟❷動作方法練習，
吸吐為一次，練習10次。

緩和動作
EASING
ACTION

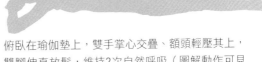

俯臥在瑜伽墊上，雙手掌心交疊、額頭輕壓其上，
雙腳伸直放鬆，維持2次自然呼吸（圖解動作可見
P.99）。

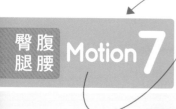

臀腹
腿腰 **Motion7** **收腹提腿美臀式** DVD ❼

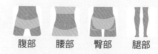
部位

腹部　腰部　臀部　腿部

功效　緊實臀部、修飾腿部線條、減少腹部贅肉、加強腹腰臀腿力量、按摩內臟
器官、避免脹氣或便祕、舒緩緊繃的臀部、強化股四頭肌。

01 | 腹部訓練 a

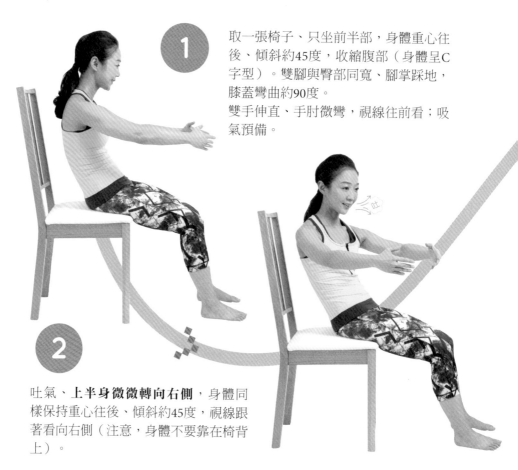

1 取一張椅子、只坐前半部，身體重心往
後、傾斜約45度，收縮腹部（身體呈C
字型）。雙腳與臀部同寬、腳掌踩地，
膝蓋彎曲約90度。
雙手伸直、手肘微彎，視線往前看；吸
氣預備。

2 吐氣、**上半身微微轉向右側**，身體同
樣保持重心往後、傾斜約45度，視線跟
著看向右側（注意，身體不要靠在椅背
上）。

108

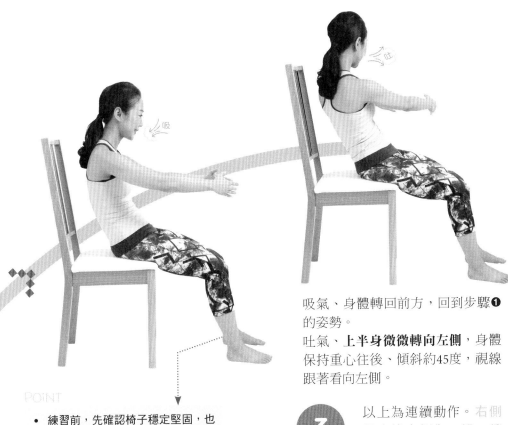

吸氣、身體轉回前方，回到步驟❶
的姿勢。

吐氣、**上半身微微轉向左側**，身體
保持重心往後、傾斜約45度，視線
跟著看向左側。

3 以上為連續動作。右側
做完換左側為一組，練
習10組。

POiNT

- 練習前，先確認椅子穩定堅固，也
  可在椅腳下方鋪上瑜伽墊，確保動
  作中不會滑動。
- 過程中，身體持續保持 C 字型，避
  免聳肩、憋氣。

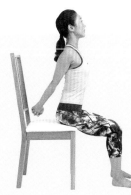

緩和
動作

EASING
ACTION

取一張椅子、只坐前半
部，挺直身體。雙手伸
直在臀部後側、十指互
扣，胸口微微挺出，停
留 2 次自然呼吸。

02 | 腹部訓練 b

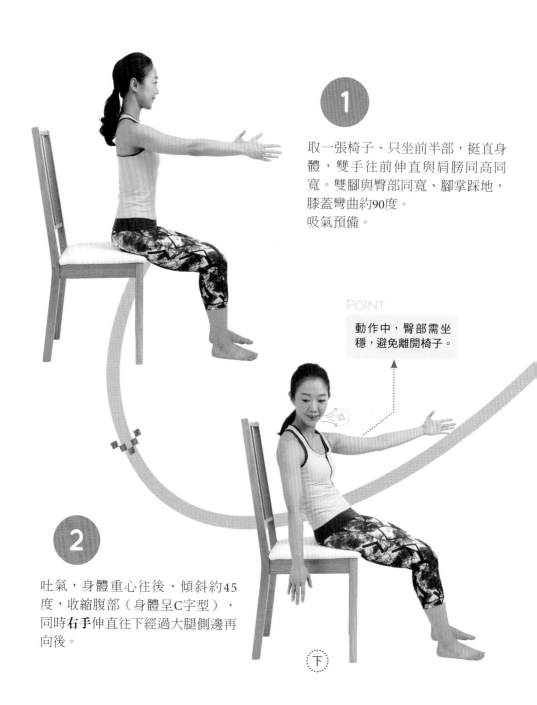

1

取一張椅子、只坐前半部，挺直身體，雙手往前伸直與肩膀同高同寬。雙腳與臀部同寬、腳掌踩地，膝蓋彎曲約90度。
吸氣預備。

POINT

動作中，臀部需坐穩，避免離開椅子。

2

吐氣，身體重心往後、傾斜約45度，收縮腹部（身體呈C字型），同時**右手**伸直往下經過大腿側邊再向後。

下

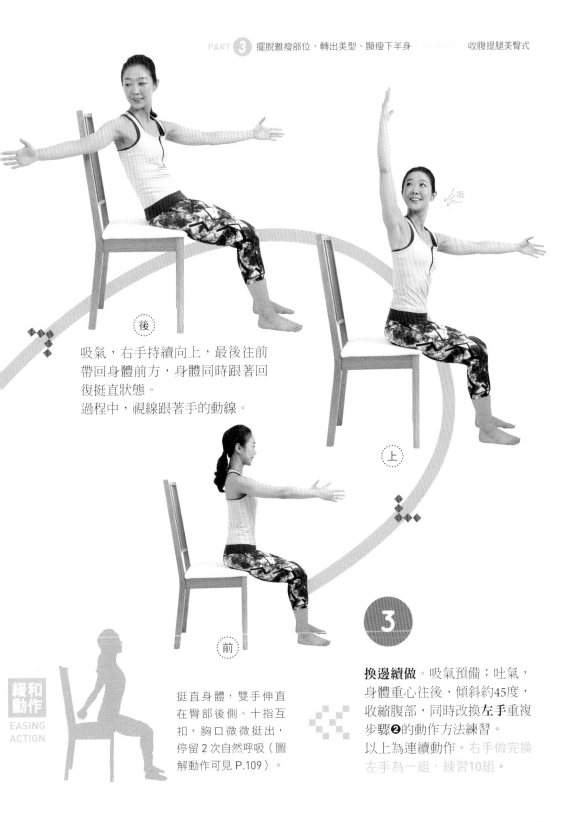

（後）

吸氣，右手持續向上，最後往前
帶回身體前方，身體同時跟著回
復挺直狀態。
過程中，視線跟著手的動線。

（上）

（前）

3

挺直身體，雙手伸直
在臀部後側、十指互
扣，胸口微微挺出，
停留 2 次自然呼吸（圖
解動作可見 P.109）。

換邊續做。吸氣預備；吐氣，
身體重心往後、傾斜約45度，
收縮腹部，同時改換**左手**重複
步驟❷的動作方法練習。
以上為連續動作。右手做完換
左手為一組，練習10組。

03 | 收腹提腿

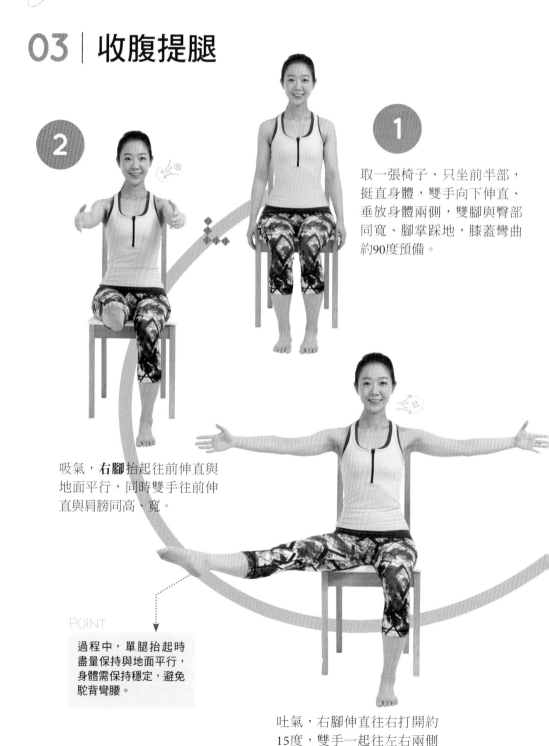

2

吸

1

取一張椅子、只坐前半部，
挺直身體，雙手向下伸直、
垂放身體兩側，雙腳與臀部
同寬、腳掌踩地，膝蓋彎曲
約90度預備。

吸氣，**右腳**抬起往前伸直與
地面平行，同時雙手往前伸
直與肩膀同高、寬。

吐

POiNT

過程中，單腿抬起時
盡量保持與地面平行，
身體需保持穩定，避免
駝背彎腰。

吐氣，右腳伸直往右打開約
15度，雙手一起往左右兩側
打開伸直。

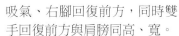

吸氣、右腳回復前方，同時雙手回復前方與肩膀同高、寬。

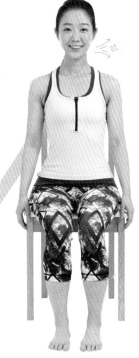

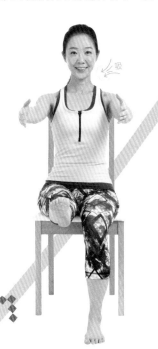

吐氣，右腳彎曲踩地，雙手向下垂放身體兩側。

換邊續做。改換**左腳**重複步驟❷的動作方法練習。
以上為連續動作。右側打開一次、左側打開一次，練習10次。

緩和動作
EASING ACTION

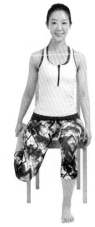

取一張椅子、只坐前半部，挺直身體，右腳離地往後彎，右手抓右腳腳踝，停留2次自然呼吸。

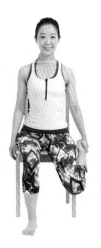

換邊，左腳離地往後彎，左手抓左腳腳踝，停留2次自然呼吸。

04 | 支撐提臀

取一張椅子、只坐前半部，身體挺直微微後傾，雙手掌心扶握身體後側的椅子左右邊緣，雙腳併攏往前伸直、腳掌踩地。
吸氣預備。

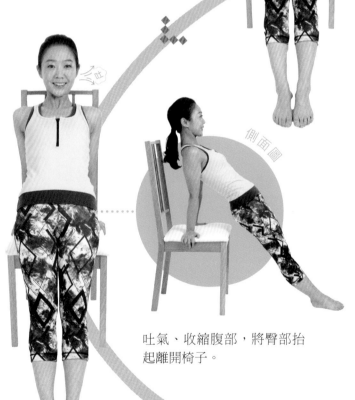

吐氣、收縮腹部，將臀部抬起離開椅子。

3

吸氣、臀部向**右上**輕微擺動；
吐氣、臀部向**左上**輕微擺動。
連續右左擺動10次，最後坐回
椅子放鬆休息。

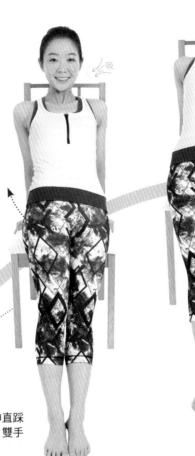

POINT

過程中，雙腳伸直踩
穩、避免移動，雙手
伸直扶好椅子。

緩和
動作

EASING
ACTION

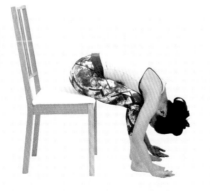

雙腳彎曲 90 度踩地，上
半身往下放鬆（腹部盡
量靠近大腿），雙手自
然垂放雙腿兩側，停留
2 次自然呼吸。

05 | 臀部伸展

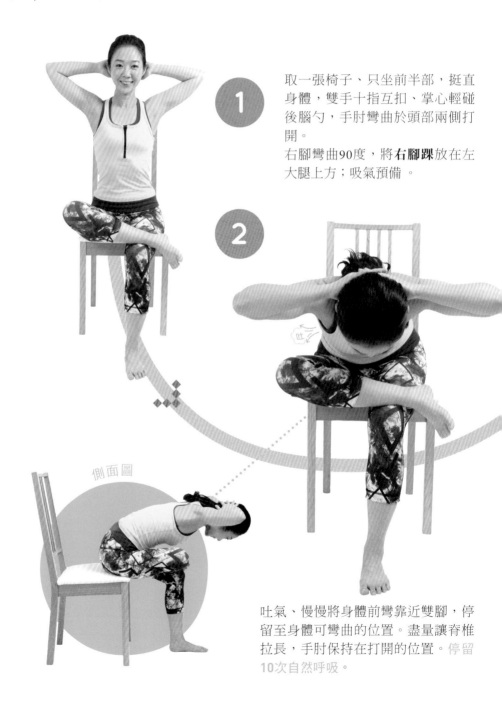

1 取一張椅子、只坐前半部，挺直身體，雙手十指互扣、掌心輕碰後腦勺，手肘彎曲於頭部兩側打開。
右腳彎曲90度，將**右腳踝**放在左大腿上方；吸氣預備。

2

側面圖

吐氣、慢慢將身體前彎靠近雙腳，停留至身體可彎曲的位置。盡量讓脊椎拉長，手肘保持在打開的位置。停留10次自然呼吸。

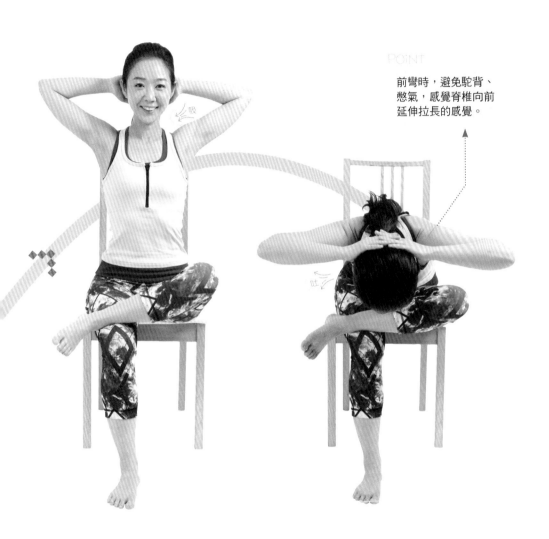

POINT

前彎時，避免駝背、
憋氣，感覺脊椎向前
延伸拉長的感覺。

起身換邊續做。換**左腳踝**放在右
大腿上方，重複步驟❷動作方法
練習，同樣停留10次自然呼吸。

360度扭轉迴旋　運動筆記

Day 1

腰部 _____ 公分

大腿 _____ 公分

_____ 公分

_____ 公分

Day 2

腰部 _____ 公分

大腿 _____ 公分

_____ 公分

_____ 公分

Day 3

腰部 _____ 公分

大腿 _____ 公分

_____ 公分

_____ 公分

Day 4

腰部 _____ 公分

大腿 _____ 公分

_____ 公分

_____ 公分

Day 5

腰部 _____ 公分

大腿 _____ 公分

_____ 公分

_____ 公分

Day 6

腰部 _____ 公分

大腿 _____ 公分

_____ 公分

_____ 公分

Day 7

腰部 _____ 公分

大腿 _____ 公分

_____ 公分

_____ 公分

備註

....

....

....

....

....

....

....

....

....

....

....

....

....

....

....

....

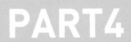

PART4

全身加強、精雕
完美體態、立刻小一號

Motion8、Motion9 可達到全身緊實需求，因此強度稍高。

但動作設計並不困難，無須害怕自己沒有運動習慣或瑜伽訓練背景。練習完 PART2、PART3 動作，若想追加強度可適度加上這兩大式動作。

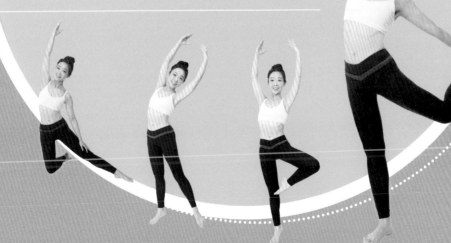

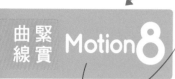緊實曲線 Motion**8** 緊實曲線延展變化式

部位   等全身 DVD **8**

腰部　骨盆　腿部　腳踝　脊椎

功效 全身緊實效果、加強血液循環、提升心肺功能、加強四肢協調平衡力、舒緩緊繃肌肉。

01 | 跪姿兔式

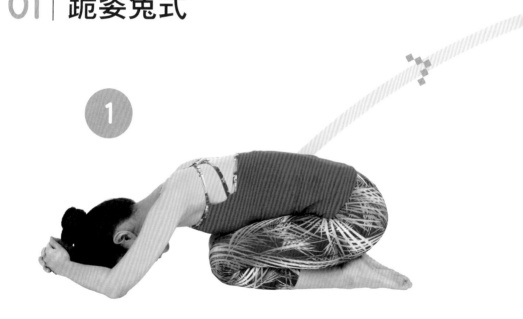

跪坐瑜伽墊上，身體貼近大腿、額頭輕碰墊上（嬰兒式）。
十指互扣、掌心分開放在頭頂前方約一個拳頭的距離，手肘盡量與肩膀同寬；吸氣預備。

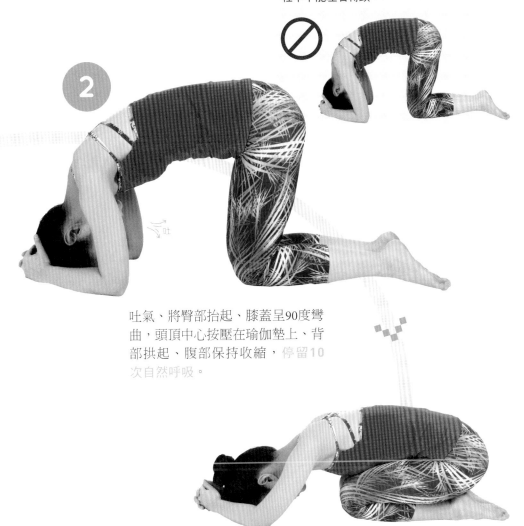

POINT

停留動作時，避免頸椎過度向前推。過
程中不能左右轉頭。

吐氣、將臀部抬起、膝蓋呈90度彎
曲，頭頂中心按壓在瑜伽墊上、背
部拱起、腹部保持收縮，停留10
次自然呼吸。

停留10次自然呼吸後，再回復嬰兒式。

121

02 | 左右轉身

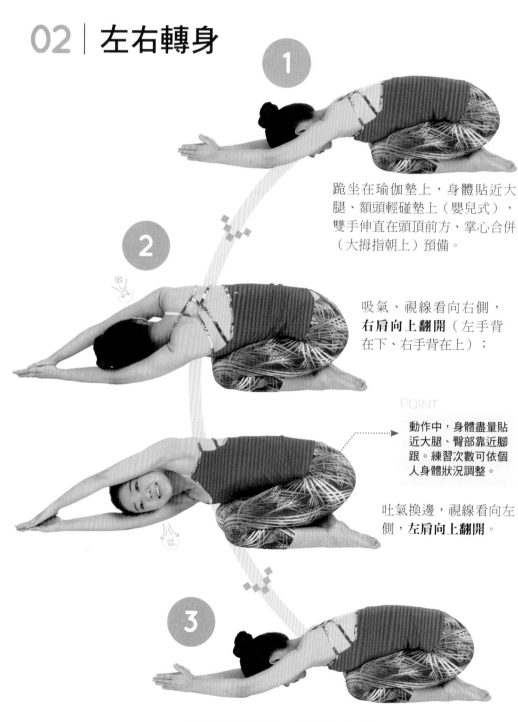

跪坐在瑜伽墊上，身體貼近大腿、額頭輕碰墊上（嬰兒式），雙手伸直在頭頂前方、掌心合併（大拇指朝上）預備。

吸氣、視線看向右側，**右肩向上翻開**（左手背在下、右手背在上）；

POINT

動作中，身體盡量貼近大腿、臀部靠近腳跟。練習次數可依個人身體狀況調整。

吐氣換邊，視線看向左側，**左肩向上翻開**。

以上為連續動作。右側做完換左側為一組，練習10組，再回復步驟❶的嬰兒式。

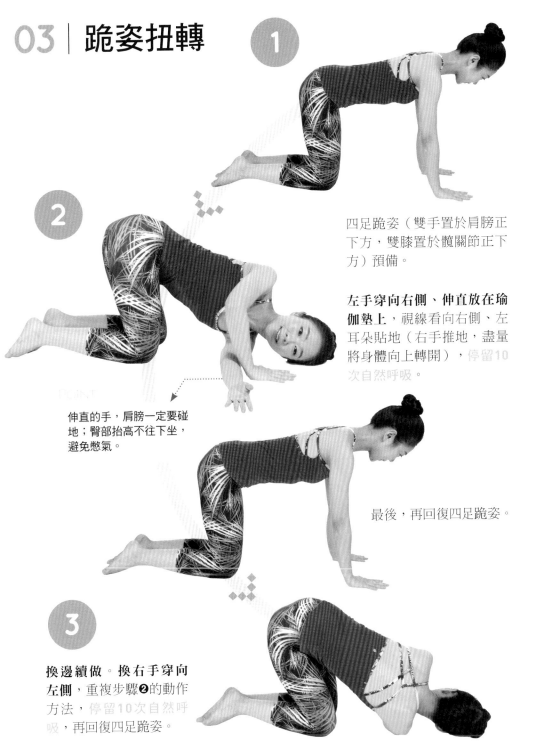

03 | 跪姿扭轉

四足跪姿（雙手置於肩膀正下方，雙膝置於髖關節正下方）預備。

左手穿向右側、伸直放在瑜伽墊上，視線看向右側、左耳朵貼地（右手推地，盡量將身體向上轉開），停留10次自然呼吸。

伸直的手，肩膀一定要碰地；臀部抬高不往下坐，避免憋氣。

最後，再回復四足跪姿。

換邊續做。換右手穿向左側，重複步驟❷的動作方法，停留10次自然呼吸，再回復四足跪姿。

04 | 下犬變化

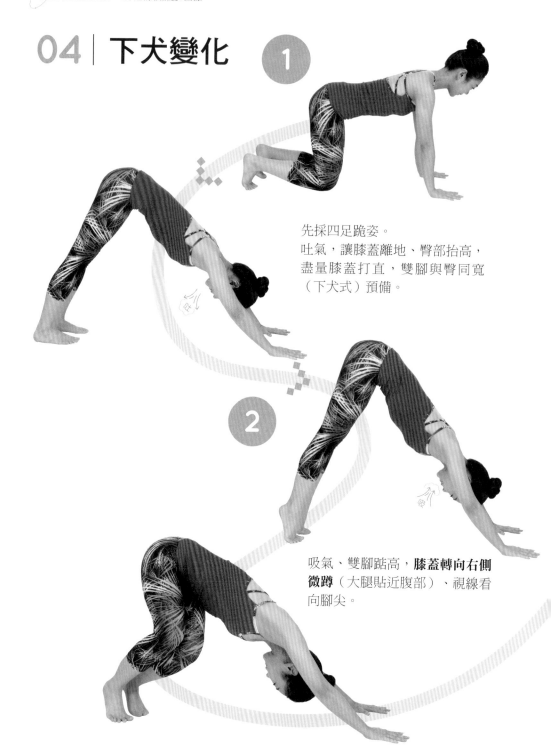

① 先採四足跪姿。
吐氣，讓膝蓋離地、臀部抬高，
盡量膝蓋打直，雙腳與臀同寬
（下犬式）預備。

② 吸氣、雙腳踮高，**膝蓋轉向右側
微蹲**（大腿貼近腹部）、視線看
向腳尖。

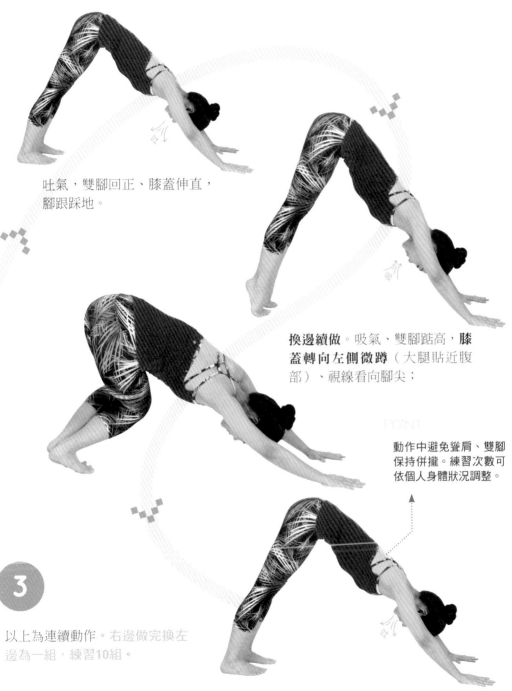

吐氣，雙腳回正、膝蓋伸直，
腳跟踩地。

換邊續做。吸氣、雙腳踮高，**膝
蓋轉向左側微蹲**（大腿貼近腹
部）、視線看向腳尖；

POINT

動作中避免聳肩、雙腳
保持併攏。練習次數可
依個人身體狀況調整。

3

以上為連續動作。右邊做完換左
邊為一組，練習10組。

吐氣，雙腳回正、膝蓋伸直，腳跟踩地。

05 │ 助跑式變化

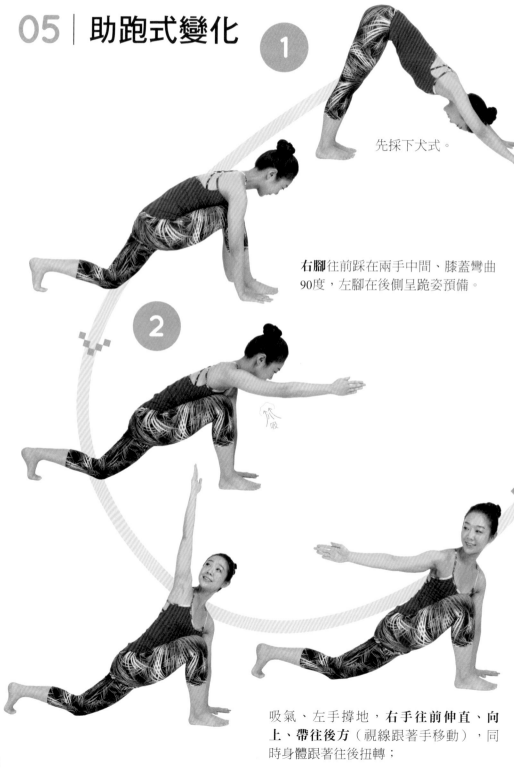

1 先採下犬式。

右腳往前踩在兩手中間、膝蓋彎曲90度，左腳在後側呈跪姿預備。

2 吸氣、左手撐地，**右手往前伸直、向上、帶往後方**（視線跟著手移動），同時身體跟著往後扭轉；

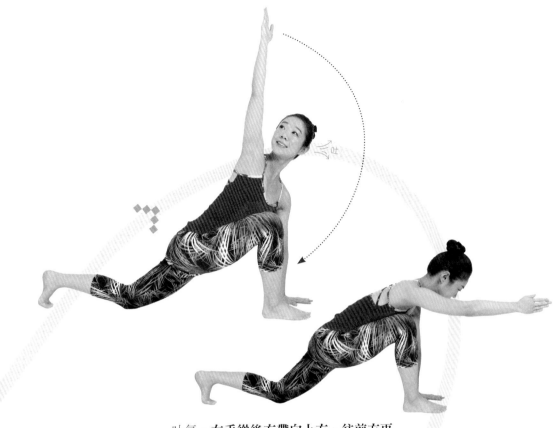

吐氣，**右手從後方帶向上方、往前方再碰地**（視線跟著手移動），同時身體跟著回復正面。
以上為一連續動作，吸吐各為一次，練習**10**次。

POINT

動作中，身體挺直，前腳保持穩定，避免搖晃。

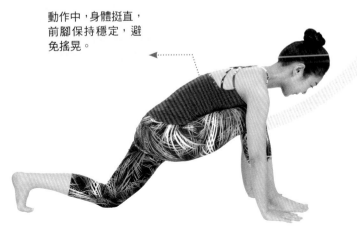

③

回復下犬式，**換邊續做**。**換左腳**往前踩在兩手中間、膝蓋彎曲90度；左手重複步驟❷的動作方法練習。吸吐各為一次，練習10次。

127

Motion9 活化全身循環平衡式

緊實曲線

部位 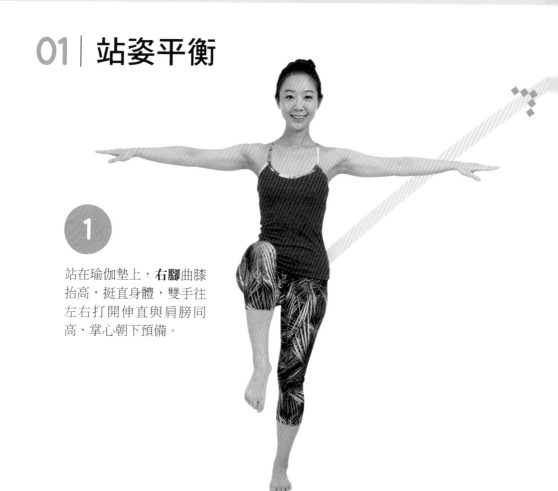 等全身

腰部　骨盆　腿部　腳踝　脊椎

DVD 9

功效 全身緊實效果、增加腿部力量、刺激淋巴循環、改善腿部水腫等問題、按摩腹腔內臟器官、舒緩緊繃背部肌。

01 | 站姿平衡

1

站在瑜伽墊上，**右腳**曲膝抬高，挺直身體，雙手往左右打開伸直與肩膀同高、掌心朝下預備。

128

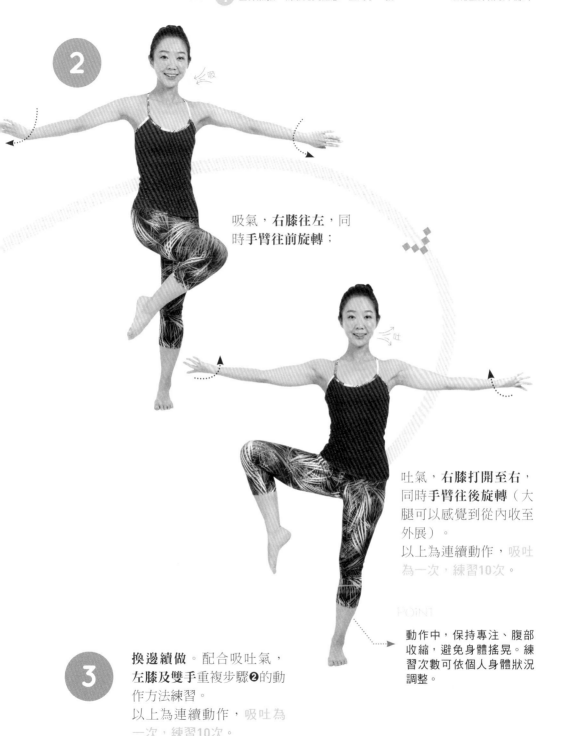

2

吸氣，**右膝往左**，同時**手臂往前旋轉**；

吐氣，**右膝打開至右**，同時**手臂往後旋轉**（大腿可以感覺到從內收至外展）。
以上為連續動作，吸吐為一次，練習10次。

POINT

動作中，保持專注、腹部收縮，避免身體搖晃。練習次數可依個人身體狀況調整。

3

換邊續做。配合吸吐氣，**左膝及雙手重複步驟❷的動**作方法練習。
以上為連續動作，吸吐為一次，練習10次。

02 | 站姿游泳

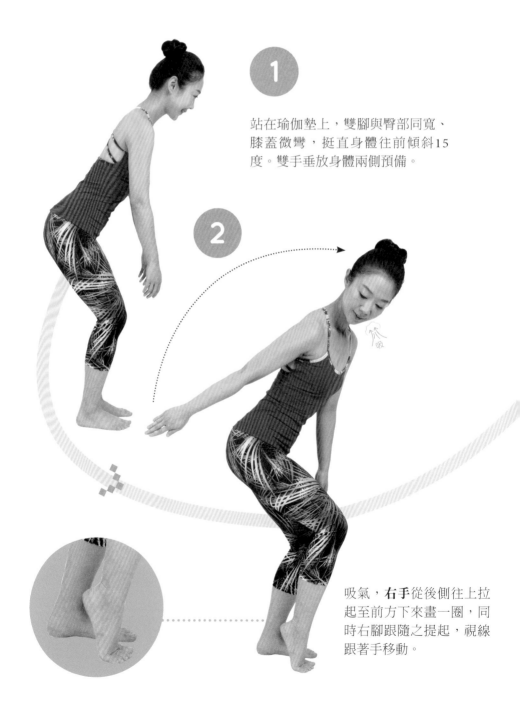

1

站在瑜伽墊上，雙腳與臀部同寬、膝蓋微彎，挺直身體往前傾斜15度。雙手垂放身體兩側預備。

2

吸氣，**右手**從後側往上拉起至前方下來畫一圈，同時右腳跟隨之提起，視線跟著手移動。

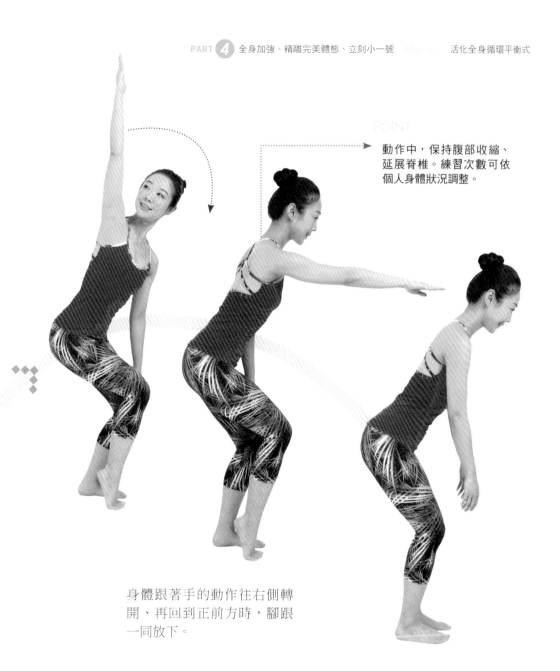

動作中,保持腹部收縮、
延展脊椎。練習次數可依
個人身體狀況調整。

身體跟著手的動作往右側轉
開、再回到正前方時,腳跟
一同放下。

3 吐氣,**換邊續做**。改**左手**重複步驟❷的動作方法畫一
圈,左腳跟別忘了提起。
以上為連續動作。右手做完換左手為一組,練習10組。

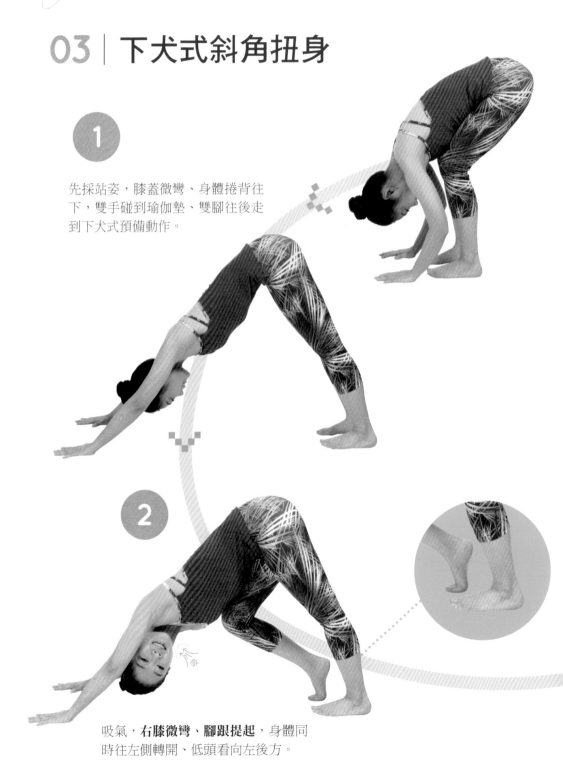

03 | 下犬式斜角扭身

1

先採站姿，膝蓋微彎、身體捲背往下，雙手碰到瑜伽墊、雙腳往後走到下犬式預備動作。

2

吸氣，**右膝微彎、腳跟提起**，身體同時往左側轉開、低頭看向左後方。

POINT

腹部收縮、保持背部延展，動作中盡量感覺脊椎、臀部往正後方推高。練習次數可依個人身體狀況調整。

吐氣，**左膝微彎**、腳跟提起，身體同時往右側轉開、低頭看向右後方。

吐

3 以上為連續動作。左側轉開換右側為一組，練習10組。

04 | 跪姿轉身

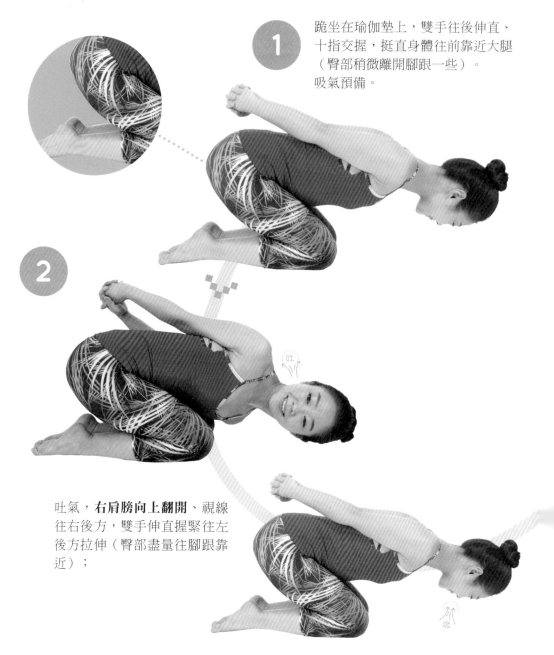

1 跪坐在瑜伽墊上，雙手往後伸直、十指交握，挺直身體往前靠近大腿（臀部稍微離開腳跟一些）。吸氣預備。

2 吐氣，**右肩膀向上翻開**、視線往右後方，雙手伸直握緊往左後方拉伸（臀部盡量往腳跟靠近）；

吸氣，回復預備姿勢（留意，臀部稍微離開腳跟一些）。

吐氣、**換左肩膀向上翻開**、視線往左後方，雙手伸直握緊往右後方拉伸（臀部同時坐向腳跟）；

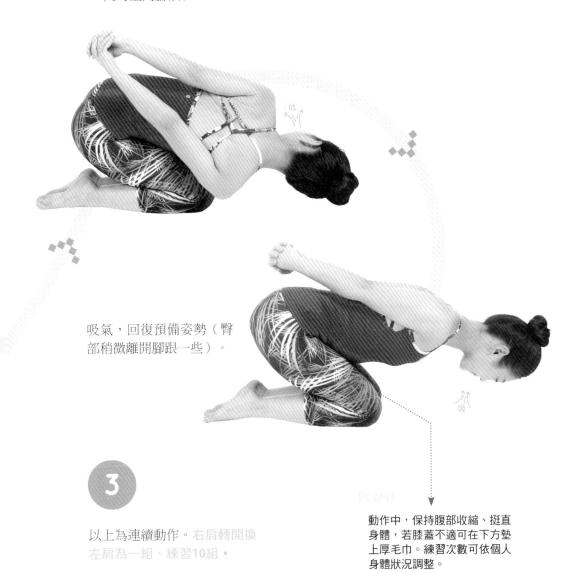

吸氣，回復預備姿勢（臀部稍微離開腳跟 一些）。

3

以上為連續動作。右肩轉開換左肩為一組，練習10組。

動作中，保持腹部收縮、挺直身體，若膝蓋不適可在下方墊上厚毛巾。練習次數可依個人身體狀況調整。

05 | 跪姿平面畫圓

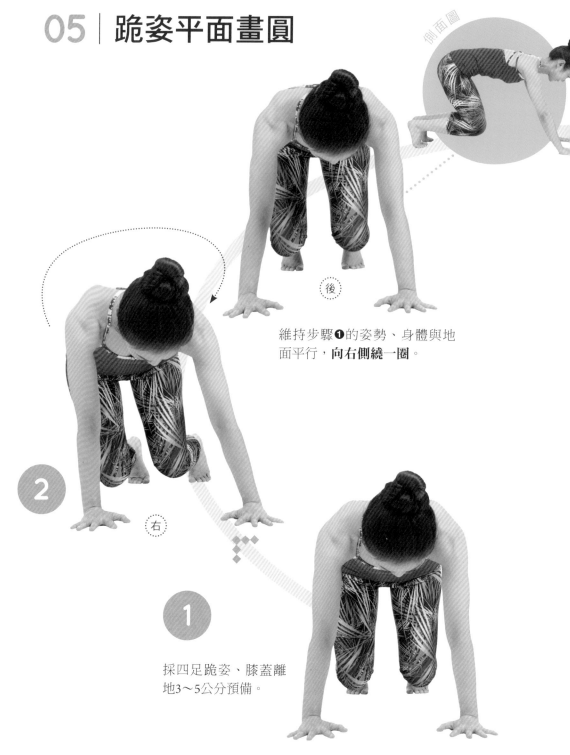

側面圖

後

維持步驟❶的姿勢、身體與地面平行，**向右側繞一圈**。

2

右

1

採四足跪姿、膝蓋離地3～5公分預備。

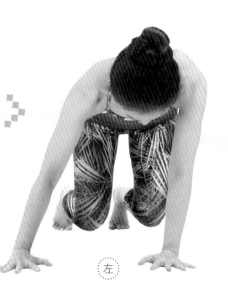

左

過程中保持自然呼吸，不要憋氣。
練習5圈後，回復步驟❶跪姿。

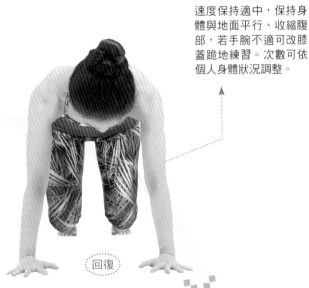

速度保持適中，保持身
體與地面平行、收縮腹
部，若手腕不適可改膝
蓋跪地練習。次數可依
個人身體狀況調整。

回復

3

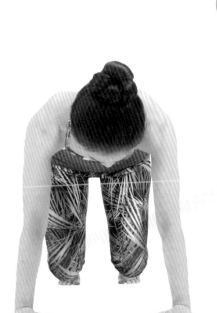

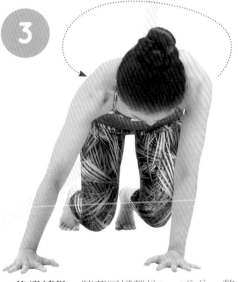

換邊續做。膝蓋同樣離地3～5公分，整
個身體與地面平行，**向左側繞一圈，**
過程中保持自然呼吸，不要憋氣。練
習5圈後，回復步驟❶跪姿。

137

360度扭轉迴旋　運動筆記

Day 1

_____公分
_____公分
_____公分
_____公分

Day 2

_____公分
_____公分
_____公分
_____公分

備註

....
....
....
....

Day 3

_____公分
_____公分
_____公分
_____公分

Day 4

_____公分
_____公分
_____公分
_____公分

Day 5

_____公分
_____公分
_____公分
_____公分

Day 6

_____公分
_____公分
_____公分
_____公分

Day 7

_____公分
_____公分
_____公分
_____公分

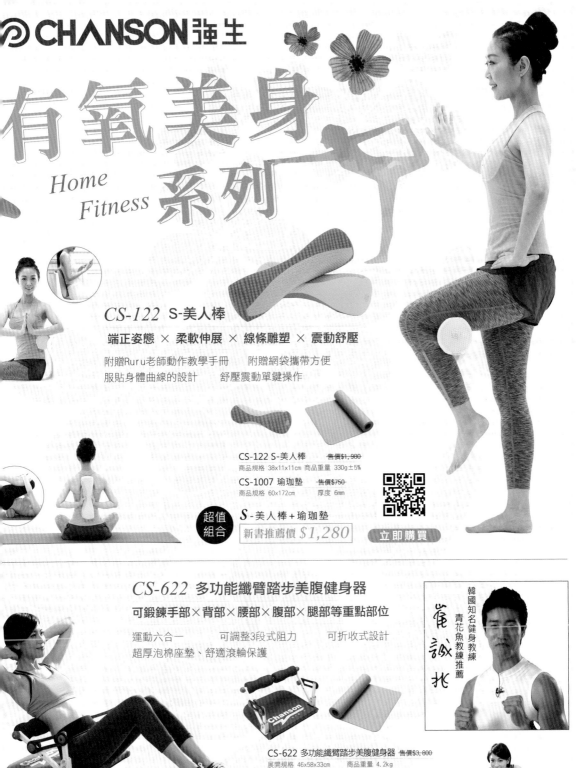

Kinloch Anderson
SCOTLAND

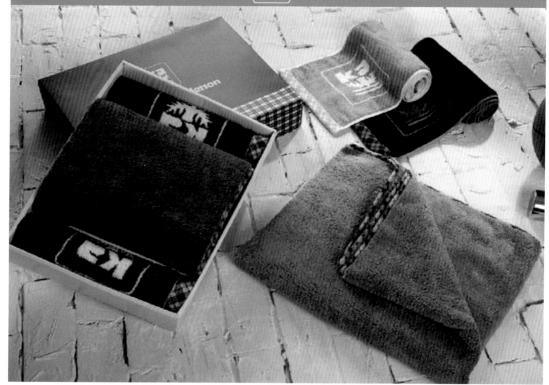

運動毛巾 ✕ 客製化
打造屬於自己的運動毛巾
帶著時尚揮汗去吧！

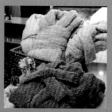 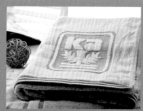

各項金安德森毛巾商品販售
各項大、小量OEM服務
各項大、小量ODM服務
客製化專線　(04)-24615923
Email:Gary.wang@msa.hinet.net

永達昌股份有限公司　總公司:雲林縣斗六市興農路210號
電話：(05)551-5035　傳真:(05)551-9038

台灣首家結合運動時尚風格選貨店與體適能健身教室的複合式概念店舖PERFIT位於民生社區富錦街。

靈感來自一群由不同專業領域出身，共同嗜好是運動的朋友們，有感在這城市缺乏了能讓自己運動與逛街需求一次滿足的據點，在歷經無數計畫的日子後，開始了這趟創新的實驗旅程。

PERFIT代表的是Personalized Fitness，在PERFIT能看到眾多品牌的嚴選運動、休閒單品，以及豐富多元的健身課程，如同這群朋友們的理想藍圖，運動與逛街不僅一次達成，更提升至另一層次的享受。

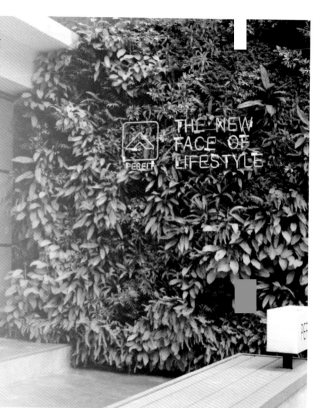

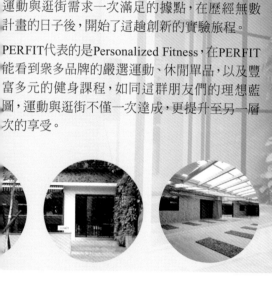

Beautiful life 書系　給你美麗與健康的生活

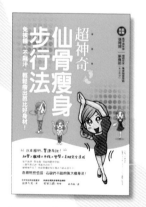

超神奇「仙骨瘦身步行法」
免挨餓、不飆汗，輕鬆瘦出好身材！

金津久美◎著　更家公爵◎指導
邱香凝◎譯

日本風行、實證有效！光是每天走路時就能偷練，絕對比餓肚子、飆汗運動還有效。細臀╳纖腰╳平腹╳塑臀╳美腿完全達成。

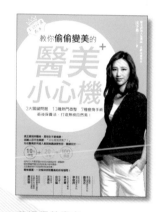

美妍保養專家
教你偷偷變美的醫美小心機

沈予希◎著

醫美諮詢人氣講師、美妍保養專家沈予希，要告訴你醫美的成功關鍵——10%微整＋20%保養，才能達到100%的美麗！

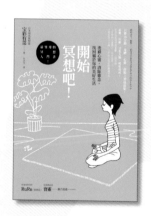

開始冥想吧！

宝彩有菜◎著　李伊芳◎譯

最實用的冥想入門書！只要15分鐘，身體、心靈、頭腦立刻就放鬆，抗壓、好眠、活化大腦，輕鬆達成。

Beautiful life 51

360度扭轉迴旋瘦身法，
5分鐘精雕顯瘦S曲線

作　　者—蔡佩茹（RuRu）
企劃選書—何宜珍‧呂美雲
責任編輯—呂美雲

美術設計／果實文化設計工作室
平面攝影／林宗億
光碟攝製／孔祥儒

版　　權—黃淑敏、吳亭儀、林宜薰
行銷業務—林彥伶、石一志
總 編 輯—何宜珍
總 經 理—彭之琬
發 行 人—何飛鵬
法律顧問—台英國際商務法律事務所　羅明通律師
出　　版—商周出版
　　　　　臺北市中山區民生東路二段141號9樓
　　　　　電話：(02) 2500-7008　傳真：(02) 2500-7759
　　　　　E-mail：bwp.service@cite.com.tw
發　　行—英屬蓋曼群島商家庭傳媒股份有限公司城邦分公司
　　　　　臺北市中山區民生東路二段141號2樓
　　　　　讀者服務專線：0800-020-299　24小時傳真服務：(02)2517-0999
　　　　　讀者服務信箱E-mail：cs@cite.com.tw
劃撥帳號—19833503　戶名：英屬蓋曼群島商家庭傳媒股份有限公司城邦分公司
訂購服務—書虫股份有限公司　客服專線：(02)2500-7718；2500-7719
服務時間—週一至週五上午09:30-12:00；下午13:30-17:00
　　　　　24小時傳真專線：(02)2500-1990；2500-1991
　　　　　劃撥帳號：19863813　戶名：書虫股份有限公司
　　　　　E-mail：service@readingclub.com.tw
香港發行所—城邦（香港）出版集團有限公司
　　　　　香港灣仔駱克道193號超商業中心1樓
　　　　　電話：(852) 2508-6231　傳真：(852) 2578-9337
馬新發行所—城邦（馬新）出版集團
　　　　　Cité (M) Sdn. Bhd. 41, Jalan Radin Anum,
　　　　　Bandar Baru Sri Petaling, 57000 Kuala Lumpur, Malaysia.
　　　　　電話：(603)9057-8822　傳真：(603)9057-6622
商周出版部落格—http://bwp25007008.pixnet.net/blog
行政院新聞局北市業字第913號

妝髮造型師—漾時尚整體造型‧蘇蓉蓉
服裝提供—Mont et Flow 奎山宜水瑜珈專賣
特別感謝—PERFIT Taiwan、H&D東稻家居、永達昌股份有限公司、強生運動科技
印　　刷—卡樂彩色製版印刷有限公司
經 銷 商—聯合發行股份有限公司　電話：(02) 2917-8022　傳真：(02) 2911-0053

國家圖書館出版品預行編目(CIP)資料

360度扭轉迴旋瘦身法，5分鐘精雕顯瘦S曲線／蔡
佩茹（RuRu）著.
——初版.——臺北市：商周出版：家庭傳媒城邦
分公司發行，民105.05
144面；17×23公分
ISBN 978-986-477-002-1（平裝附數位影音光碟）
　　1.健身操 2.塑身 3.運動健康

411.711　　　　　　　　　　　　　　105005706

2016年（民105）05月05日初版
定價350元
ISBN　978-986-477-002-1

5分鐘精雕你的顯瘦S曲線！
讀者回函抽獎活動

活動辦法：詳細填妥本書回函卡並寄回（影印無效），就可參加抽獎！您將
　　　　　有機會抽中以下運動 · 瘦身 · 美體等各項大獎！

活動時間：**即日起至** 2016 **年** 7 **月** 29 **日止（以郵戳為憑）**。

抽獎獎項：

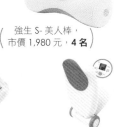

(強生 S- 美人棒，
市價 1,980 元，**4 名**)

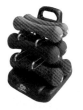

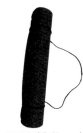

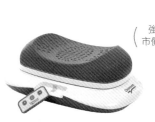

(強生曲線啞鈴組，
市價 2,000 元，**1 名**)

(強生美臀機，
市價 8,800 元，**5 名**)

(強生貝殼機，
市價 1,980 元，**4 名**)

(PERFIT 瑜伽墊，
市價 980 元，**10 名**)

中獎公布：得獎名單將於 2016 年 8 月 5 日公布於城邦讀書花園 www.cite.com.tw，
並以 email 或電話通知中獎者（請詳填 email 以便中獎通知）。獎品將於 2016 年 8
月 10 日起陸續寄出。

請沿此處對折，謝謝！

廣　告　回　函
北區郵件管理登記證
北臺字第00791號
郵資已付，免貼郵票

請沿此虛線剪下

10483　台北市中山區民生東路二段141號9樓
城邦文化事業（股）有限公司

商周出版　收

書號：BB7051　　書名：360 度扭轉迴旋瘦身法，5 分鐘精雕顯瘦 S 曲線　　編碼：

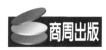商周出版

讀者回函卡

感謝您購買我們出版的書籍！請費心填寫此回函卡，我們將不定期寄上城邦集團最新的出版訊息。

不定期好禮相贈！
立即加入：商周出版
Facebook 粉絲團

姓名：＿＿＿＿＿＿＿＿＿＿＿＿＿＿＿ 性別：□男 □女

生日：西元＿＿＿＿＿年＿＿＿＿＿月＿＿＿＿＿日

地址：＿＿＿＿＿＿＿＿＿＿＿＿＿＿＿＿＿＿＿＿＿

聯絡電話：＿＿＿＿＿＿＿＿＿ 傳真：＿＿＿＿＿＿＿

E-mail：

學歷：□ 1. 小學 □ 2. 國中 □ 3. 高中 □ 4. 大學 □ 5. 研究所以上

職業：□ 1. 學生 □ 2. 軍公教 □ 3. 服務 □ 4. 金融 □ 5. 製造 □ 6. 資訊

□ 7. 傳播 □ 8. 自由業 □ 9. 農漁牧 □ 10. 家管 □ 11. 退休

□ 12. 其他＿＿＿＿＿＿＿＿＿＿＿＿＿＿＿＿＿

您從何種方式得知本書消息？

□ 1. 書店 □ 2. 網路 □ 3. 報紙 □ 4. 雜誌 □ 5. 廣播 □ 6. 電視

□ 7. 親友推薦 □ 8. 其他＿＿＿＿＿＿＿＿＿＿＿

您通常以何種方式購書？

□ 1. 書店 □ 2. 網路 □ 3. 傳真訂購 □ 4. 郵局劃撥 □ 5. 其他＿＿＿＿

您喜歡閱讀那些類別的書籍？

□ 1. 財經商業 □ 2. 自然科學 □ 3. 歷史 □ 4. 法律 □ 5. 文學

□ 6. 休閒旅遊 □ 7. 小說 □ 8. 人物傳記 □ 9. 生活、勵志 □ 10. 其他

對我們的建議：＿＿＿＿＿＿＿＿＿＿＿＿＿＿＿＿＿＿＿

＿＿＿＿＿＿＿＿＿＿＿＿＿＿＿＿＿＿＿＿＿＿＿＿＿

＿＿＿＿＿＿＿＿＿＿＿＿＿＿＿＿＿＿＿＿＿＿＿＿＿

請沿此虛線剪下

Beautiful Life

Beautiful Life